高职高专护理专业实训教材

药理学实训

主　编　侯　晞

副主编　梁　枫　方士英　罗　欢

编　者（以姓氏笔画为序）

方士英（皖西卫生职业学院）

李爱剑（安徽中医药高等专科学校）

罗　欢（阜阳职业技术学院）

侯　晞（安徽中医药高等专科学校）

梁　枫（安徽中医药高等专科学校）

崔海菊（宣城职业技术学院）

戴　晨（铜陵职业技术学院）

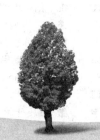

东南大学出版社
SOUTHEAST UNIVERSITY PRESS
·南京·

图书在版编目(CIP)数据

药理学实训 / 侯晞主编. — 南京：东南大学出版社,2014.4

高职高专护理专业实训教材 / 王润霞主编

ISBN　978-7-5641-4807-2

Ⅰ. ①药… Ⅱ. ①侯… Ⅲ. ①药理学－高等职业教育－教材 Ⅳ. ①R96

中国版本图书馆 CIP 数据核字(2014)第 055676 号

药理学实训

出版发行	东南大学出版社
出 版 人	江建中
社　　址	南京市四牌楼 2 号
邮　　编	210096
经　　销	江苏省新华书店
印　　刷	丹阳兴华印刷厂
开　　本	787 mm×1 092 mm　1/16
印　　张	7
字　　数	175 千字
版　　次	2014 年 4 月第 1 版　2014 年 4 月第 1 次印刷
书　　号	ISBN　978-7-5641-4807-2
定　　价	16.00 元

---

* 本社图书若有印装质量问题,请直接与营销部联系,电话:025—83791830。

高职高专护理专业实训教材编审委员会
成 员 名 单

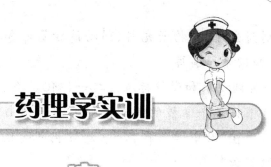
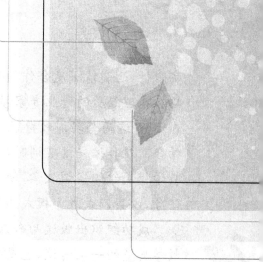

序

　　《教育部关于"十二五"职业教育教材建设的若干意见》（教职成〔2012〕9号）文中指出："加强教材建设是提高职业教育人才培养质量的关键环节，职业教育教材是全面实施素质教育，按照德育为先、能力为重、全面发展、系统培养的要求，培养学生职业道德、职业技能、就业创业和继续学习能力的重要载体。加强教材建设是深化职业教育教学改革的有效途径，推进人才培养模式改革的重要条件，推动中高职协调发展的基础工程，对促进现代化职业教育体系建设、切实提高职业教育人才培养质量具有十分重要的作用。"按照教育部的指示精神，在安徽省教育厅的领导下，安徽省示范性高等职业技术院校合作委员会（A联盟）医药卫生类专业协作组组织全省10余所有关院校编写了《高职高专药学类实训系列教材》（共16本）和《高职高专护理实训系列教材》（13本），旨在改革高职高专药学类专业和护理类专业人才培养模式，加强对学生实践能力和职业技能的培养，使学生毕业后能够很快地适应生产岗位和护理岗位的工作。

　　这两套实训教材的共同特点是：

　　1. 吸收了相关行业企业人员参加编写，体现行业发展要求，与职业标准和岗位要求对接，行业特点鲜明。

　　2. 根据生产企业典型产品的生产流程设计实验项目。每个项目的选取严格参照职业岗位标准，每个项目在实施过程中模拟职场化。护理专业实训分基础护理和专业护理，每项护理操作严格按照护理操作规程进行。

　　3. 每个项目以某一操作技术为核心，以基础技能和拓展技能为依托，整合教学内容，使内容编排有利于实施以项目导向为引领的实训教学改革，从而强化了学生的职业能力和自主学习能力。

　　4. 每本书在编写过程中，为了实现理论与实践有效地结合，使之更具有实践性，还邀请深度合作的制药公司、药物研究所、药物试验基地和具有丰富临床护理经验的行业专家参加指导和编写。

5. 这两套实训教材融合实训要求和岗位标准使之一体化，"教、学、做"相结合。在具体安排实训时，可根据各个学校的教学条件灵活采用书中体验式教学模式组织实训教学，使学生在"做中学"，在"学中做"；也可按照实训操作任务，以案例式教学模式组织教学。

成功组织出版这两套教材是我们通过编写教材促进高职教育改革、提高教学质量的一次尝试，也是安徽省高职教育分类管理和抱团发展的一项改革成果。我们相信通过这次教材的出版将会大大推动高职教育改革，提高实训质量，提高教师的实训水平。由于编写成套的实训教材是我们的首次尝试，一定存在许多不足之处，希望使用这两套实训教材的广大师生和读者给予批评指正，我们会根据读者的意见和行业发展的需要及时组织修订，不断提高教材质量。

在教材编写过程中，得到了安徽省教育厅领导的具体指导和帮助，A联盟成员各学校及其他兄弟院校、东南大学出版社也都给予了大力支持，在此一并表示诚挚的谢意。

安徽省示范性高等职业技术院校合作委员会

医药卫生协作组

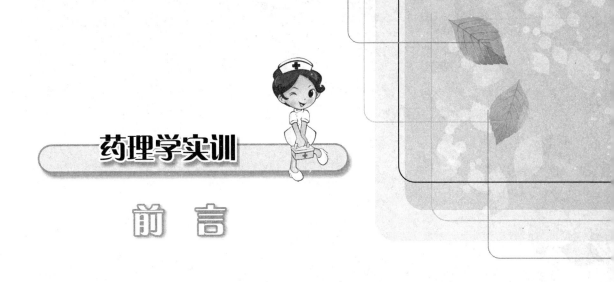

前 言

　　药理学既是理论学科，又是实验学科，其研究方法包括实验药理学方法、实验治疗学方法和临床药理学方法。通过开设基础药理学实验课程，有助于学生掌握药理学的基本概念、基本知识和实验操作的基本方法，了解获得药理学知识的科学途径。培养学生发现问题、分析问题和解决问题的能力，在实验中启发学生的创新思维，养成严肃认真和实事求是的科学态度，并具备初步的科研能力。

　　根据高职高专人才培养目标并结合专业特点，我们组织了安徽中医药高等专科学校、皖西卫生职业学院、阜阳职业技术学院、宣城职业技术学院和铜陵职业技术学院教学第一线的专业教师编写了《药理学实训》。所选的实验方法规范，重现性好。全书共分八章，包括绪论、实验动物、实验动物的基本操作技术、实训常用仪器、实训设计、常用的统计方法、处方和常用的十八项药理学实验，并附有二十四个案例分析及参考答案。适用于医学、药学、护理等专业使用，各校可以根据自己的条件和需要进行遴选。

　　在本书编写过程中，得到了各编写单位领导和东南大学出版社的大力支持和帮助，谨此表示衷心的感谢。由于编写时间仓促，水平有限，不足之处在所难免，恳请广大师生批评指正。

编者

2013.11

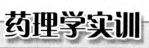

药理学实训

目 录

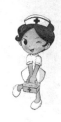

第一章 绪 论

第一节 药理学实训概述

一、药理学实训的意义及学习目的

药理学是基础医学与临床医学之间的一门桥梁学科,是联系医学基础理论与临床实践、医学和药学等方面的纽带。药理学是一门实验性很强的学科,药理学的实训教学是学生掌握药理学基本理论的重要手段,也是培养学生独立思考、科学思维、实验设计、分析和解决问题的能力以及对科学工作的严谨工作作风的必要过程。

药理学实训教学的目的:

1. 初步掌握药理学实训的基本方法和技能,学会观察、记录、分析实训结果及书写实训报告的基本方法。

2. 培养学生动手能力、科学思维能力、文字表达能力及团队协作能力。

3. 通过实训验证和巩固部分课堂讲授的理论知识,培养学生理论联系实际的能力。

4. 通过实训了解科学研究的基本程序,培养学生严肃的科学态度和严谨的科学作风。

二、药理学实训课的基本要求

(一)实训前

1. 仔细阅读实训指导,明确实训目的,了解实训方法和操作步骤,做到心中有数。

2. 结合实验内容,复习有关药理学和生理学等方面的理论知识。

3. 对实验中所用的药物,要了解其药理作用,并明白该药在本实验中的意义,预测实验结果。

(二)实训中

1. 必须穿工作服进入实验室,自觉遵守实验室的各项规章制度。

2. 检查实验器材是否完好、齐全,熟悉实验仪器的性能和基本操作方法。

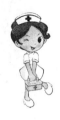

3. 认真听取指导教师的讲解和示范操作,特别注意教师强调的关键步骤和注意事项。

4. 严格按照实验程序认真操作,保持实验室安静,不得进行与实验无关的操作。

5. 小组成员既要分工负责,又要密切合作,这样既可提高实验的成功率,又能使每个人都得到应有的技能训练。

6. 认真、细致地观察实验过程中出现的现象,准确记录药物反应的出现时间、表现及发展进程。联系课堂讲授内容进行思考。

7. 注意安全,严防触电、火灾、被动物咬伤及中毒等事故的发生。

(三)实训后

1. 清洗、擦干、清点手术器材并放回原处,检查实验仪器并妥善安放药品,将动物尸体、标本、废品等放到指定地点,严禁乱放乱弃。

2. 清洁实验台,打扫整理实验室,关好门窗、水电。

3. 整理、分析原始记录,认真书写实训报告,按时递交任课教师批阅。

第二节　处理实训结果及书写实训报告

一、处理实训结果

实训过程中,要仔细、耐心地观察实验变化,及时客观地记录有关实验数据,记录时应做到具体、清楚、客观、完整。实训结果应是实训过程中的真实记录,不能按主观想象进行描述,或在实验后再根据回忆追记。

实训中得到的结果和数据,常称为原始资料。原始资料可分为计量和计数资料两大类。计量资料以数值的大小来表示事物的程度,如血压值、心率数、瞳孔大小等。计数资料是清点数目所得到的记录,如阳性反应或阴性反应、死亡或存活数等。在实训中取得的原始资料,均应以恰当的单位和准确的数值作定量的表示,必要时用统计学方法处理。

对于实训结果的表述,可以根据实验目的将原始资料系统化、条理化,用准确的专业术语客观地描述实验现象和结果。有些实训结果,为了便于比较、分析,可用表或图表示。图表均要有题头,表格要求制作成三线表。作图一般以实训观测指标为纵坐标,以时间或给药剂量为横坐标来作图。应用记录仪器描记出的曲线图,在曲线上应标注记号,如时间记号、刺激或给药记号等。在实训报告中,可以选用一种或几种方法并用,以获得最佳效果。

二、书写实训报告

书写实训报告是为了培养学生的独立学习和思考能力、分析和解决问题的能力以及

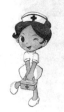

综合运用知识的能力。实训报告要求结构完整、条理清晰、用词规范、详略得当,具有一定的科学性和逻辑性。一般包括下列内容:

1. 姓名、学号、班级、组别、实验室号、日期、室温、湿度等。

2. 实训题目 立题清楚,一般与实训报告题目一致。

3. 实训目的 应简明、扼要。

4. 实训对象 交代选用动物的名称、种属、性别、体重及一般状态等。

5. 实训方法和步骤 应简明、扼要,避免繁琐地罗列实训过程。

6. 实训结果 将原始数据整理后用表格、简图或文字的方式表述,要保证其真实性,不得随意篡改。

7. 分析和讨论 根据相关的理论知识对所得到的实验结果和现象进行解释和分析,提出有创造性的见解和认识,如果本次实验失败了,应找出失败的原因。切忌盲目抄书,更不应抄袭别人的劳动成果。引用的文字应注明参考文献及其出处。

8. 结论 结论不是具体实训结果的再次罗列,而是从实训结果和分析讨论中归纳出的一般性的概括性判断,是对该实训所验证的基本概念、原理及其他理论的简明总结,要简练、准确、严谨、客观。

第三节 实验室规章制度

1. 实验室工作人员及学生均应自觉遵守实验室的各项规章制度。非本室工作人员及非实验课的学生未经许可不得擅自入室。

2. 遵守学习纪律,准时到达实验室。进实验室必须穿好工作服,不得穿拖鞋、披长发。因故外出或早退,应提前向老师请假获得批准方可离开。

3. 严肃、认真地进行实验操作。保持实验室安静,严禁喧哗,以免影响他人实验。实验期间不得进行与实验无关的活动。

4. 爱护实验仪器及器材,如有缺损或出现故障应及时报告指导教师,严禁自行拆卸、维修。各组专用器材不得串用,以免混淆。

5. 珍惜实验动物和标本,节省实验材料和试剂,如需补充,须经老师批准才可补领。

6. 实验用过的动物废品放到指定地点,不得随意抛弃。

7. 实验结束后应将实验器材、用品点清、擦净,摆放整齐并清扫整理实验室。

8. 离开实验室应关闭电源、水源及门窗,定期做好安全检查。加强防火、防爆、防盗、防污染等措施。实验室内严禁吸烟。

9. 仪器、设备应有使用记录,并定期检查。如有损坏,应及时报告、登记、处理。

10. 对违反实验室规章制度造成事故的,应追究当事人责任,严肃处理。

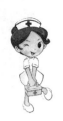

第二章 实验动物

第一节 实验动物的作用和意义

实验动物是一种遗传限定动物,是根据科学研究的需要在实验室条件下有目的、有计划地进行人工驯养、繁殖和科学培育获得的动物。实验动物来源于野生动物或家畜、家禽,又不同于野生动物或家畜、家禽,既具有野生动物的共性,又具有生物特性明确、遗传背景清楚、表型均一、对刺激的敏感性和反应性一致的特点。这些自身特点有利于通过少量动物实验获得精确、可靠的动物实验结果,并具有良好的可重复性,因而动物实验被广泛用于生物学、医学及药学的科研与教学。

实验动物对生物学、医学和药学方面研究的作用可分为三个方面:①实验动物是现代科学技术的重要组成部分;②实验动物是生命科学研究的基础和必备条件;③实验动物是衡量一个国家或一个科研单位科研水平高低的重要标志之一。

实验动物能复制多种人类疾病的模型。由于人类各种疾病的发生、发展十分复杂,要揭示疾病发生、发展的规律,不可能完全依赖临床实验,而且以人为实验对象在道义上和方法学上往往受到种种限制。人类的疾病均可利用现代医学实验技术和实验动物准确地复制和模拟出相应的动物模型。用实验动物模拟人类疾病过程,观察药物及其他各种因素对生物体机能、形态及遗传学的影响,既方便、有效、可比性高,又利于管理和操作。利用实验动物进行各类医学实验研究,对提高人类健康状态和生存质量有着积极的作用。据统计,在生命科学领域里,动物实验的课题占60%。因此,实验动物在医学基础研究、药物研究及疾病发生与防治等研究领域都具有十分重要的意义,是生命科学研究的重要支撑条件。

药理学实验多以实验动物为对象,通过观察动物实验前、后的基本生理、生化反应,分析干预因素的影响及药物的作用与效应,学习和验证其基本规律。合理正确地选择和使用实验动物是顺利完成实验并获得真实、可靠实验结果的保证。

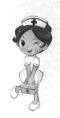

第二节　实验动物的种类和选择

在药理学实验中,实验目的和要求不同,选用的动物也不同。常用的动物有蛙、小白鼠、大白鼠、豚鼠、家兔、猫、犬等。选择动物的依据主要包括:①尽量选用与人类各方面机能相近的实验动物;②选用标准化实验动物(即遗传背景明确、饲养环境与动物体内微生物得以控制、符合一定标准的实验动物);③选择解剖生理特点符合实验目的和要求的实验动物;④根据不同实验研究的特殊需要,选择不同种系敏感的实验动物;⑤符合精简节约、易得的原则。各种实验动物的特点分述如下。

一、青蛙与蟾蜍

两者均属两栖纲、无尾目动物,是实验教学中常用的小动物。其心脏在离体的情况下仍可有节律地跳动,常用于心脏生理、病理和药理学实验。其坐骨神经腓肠肌标本可用来观察刺激或药物对周围神经、横纹肌或神经肌肉接头的作用。蛙舌及肠系膜是观察炎症反应和微循环变化的良好标本。蛙类还可用于水肿和肾功能不全等实验。

二、小白鼠

小白鼠属哺乳纲、啮齿目、鼠科类动物,是医学实验中用途最广、最常用的动物。具有繁殖周期短、生长快、产仔多、体形小、温顺易捉、饲养消耗少、能复制多种病理模型等特点。适用于动物需要量大的实验,如药物的筛选、半数致死量及半数有效量的测定、药物安全性实验、药物的效价比较、抗癌药的研究及避孕药实验等。

三、大白鼠

大白鼠属哺乳纲、啮齿目、鼠科类动物,具有小白鼠的多种优点,且抗病能力强、繁殖快、对心血管反应敏感,但性情凶猛、喜啃咬。适用于观察药物的抗炎作用、药物对心血管功能的影响、胆管和中枢神经系统实验及药物的亚急性和慢性毒性实验。常用品种有Wistar大白鼠、Sprague-Dawley大白鼠。

四、豚鼠

豚鼠属哺乳纲、啮齿目、鼠科类动物,又名天竺鼠、荷兰猪,习性温顺,喜群居,嗅觉、听觉发达。对组胺敏感,并易于致敏,常用于抗过敏药如平喘药和抗组胺药实验;对结核菌敏感,可用于抗结核病药的治疗研究。也用于离体心脏、子宫及肠管的实验。

五、家兔

家兔属哺乳纲、啮齿目、兔科、草食类单胃动物,性情温顺、胆小。常用品种有:青紫

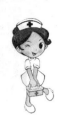

蓝兔、中国本地白家兔、日本大耳白兔、新西兰白兔。家兔易得、易驯服,便于静脉注射和灌胃,对体温变化较灵敏。成年雌兔常用于避孕药研究、热源检查和解热药的研究。家兔多用于直接记录血压、呼吸及观察药物对心血管功能影响的实验,还可用于中枢兴奋药和利尿药的实验,药物对离体肠道平滑肌、子宫平滑肌影响的实验及药物中毒和解毒实验、药物刺激性实验。

六、猫

猫属哺乳纲、食肉目、猫科动物。实验用的猫需在控制遗传、环境、疾病三个因素下繁殖生产供给实验使用。猫的血压比较稳定,用于监测血压反应的实验比家兔好,常用于心血管药和镇咳药的实验。猫对强心苷较敏感,是研究强心苷的常用动物。

七、犬

犬属哺乳纲、食肉目、犬科动物,常用品种有杂种犬、比格犬等。具有喜近人及嗅、视、听觉极佳的特点。其消化系统、循环系统、神经系统均发达,且与人类极为相似。犬是记录血压、呼吸最常用的大动物,可用于降压药、升压药、抗休克药的实验。犬还可以通过训练使其顺从,适用于慢性实验(如通过手术做成胃瘘、肠瘘,观察药物对胃肠蠕动和分泌的影响)、条件反射实验、高血压的实验治疗、慢性毒性实验等。

同一类实验可选用不同的动物,如离体血管实验既可选用蛙的下肢血管和家兔耳血管,也可选用大白鼠后肢血管及家兔主动脉血管;离体肠管和子宫实验可选用家兔、豚鼠、小白鼠和大白鼠;离体心脏实验选用蛙、家兔,也可选用豚鼠;在体心脏实验可选用蛙、家兔、豚鼠、猫和犬等。

第三节　实验动物健康状态的判断标准

实验动物是否处于健康状态是实验得以成功与否的基本保障之一。判断动物健康状态的外部特征主要包括:

1. 一般情况　动物发育良好,食欲良好,反应灵活,眼睛有神,运动自如,眼球结膜无充血,瞳孔等圆清晰,鼻黏膜处无分泌物,呼吸均匀,无鼻翼扇动、打喷嚏、抓耳挠腮等现象。

2. 动物皮毛　清洁、柔软、有光泽,无脱毛、毛发蓬乱和真菌感染等现象。

3. 腹部呼吸　腹部呼吸均匀,无膨大隆起等现象。

4. 外生殖器　无损伤、无异味、无脓痂和黏性分泌物。

5. 爪趾特征　爪趾无咬伤、无结痂、无溃疡等。

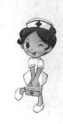

第三章　实验动物的基本操作技术

第一节　实验动物的编号、捉拿与固定

一、实验动物的编号

在动物实验中,为了观察每个实验动物的反应情况,必须对实验动物进行编号、标记。标记的方法要清楚、简便和易认。

药理学实验中对于较大的动物如兔、猫、犬等,可将号码牌挂在动物颈部,或将特制的铝质标牌固定在耳壳上。对于小鼠、大白鼠及豚鼠,常用染色法进行标记,即用染色剂在动物身体明显部位如被毛、四肢等处进行涂染或用不同颜色等来区别各组动物,是最常用的一种编号方法。常用编号染色溶液有:①3%～5%苦味酸溶液,涂染成橙黄色;②2%硝酸银溶液,涂染成咖啡色(涂染后需光照10分钟);③0.5%中性红或品红溶液,涂染成红色;④煤焦油乙醇溶液,涂染成黑色;⑤甲紫溶液,涂染成紫色。编号时,用标记笔蘸取上述溶液,在动物体表不同的部位涂上斑点,以示不同号码。编号的顺序是先左后右,从上到下,从前到后。若需编号1～10,用单一颜色做标记,例如:1号—左前肢,2号—左腹部,3号—左后肢,4号—头部,5号—背部,6号—尾部,7号—右前肢,8号—右腹部,9号—右后肢,10号—空白等(图3-1)。若需编号11～99,用两种颜色的染料配合使用,其中一种颜色代表个位数,另一种代表十位数。染色标记法多用于实验周期较短、动物数量不多的情况,动物无疼痛和损伤,但由于动物之间相互摩擦、舔毛、水尿浸渍被毛等,颜色可自行消退,应及时发现进行补染。

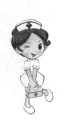

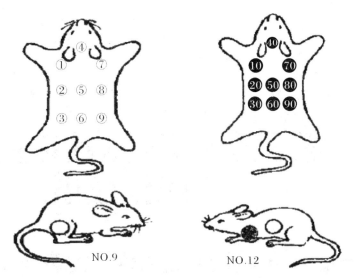

图 3-1　染色法标记

二、实验动物的捉拿与固定

正确地捉拿与固定动物,是为了在不影响观察指标的同时又能防止被动物咬伤,保证实验顺利进行。捉拿与固定动物的方法依实验内容和动物种类而定。捉拿与固定动物前必须先了解动物的一般习性,且动作既要小心仔细,又要大胆敏捷。

(一) 小鼠

小鼠温顺,捉拿时可用右手提起小鼠尾部,放在鼠笼盖或粗糙面上,当其向前爬行时,用左手抓住其两耳及头颈部皮肤,再将小鼠置于左手心,拉直四肢并用手指夹住其肢体以固定。这种在手中固定的方式,能进行小鼠的灌胃、皮下、肌内和腹腔注射等实验操作(图 3-2)。

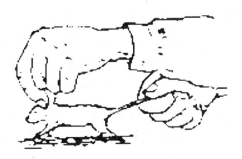

图 3-2A　小鼠捉拿法

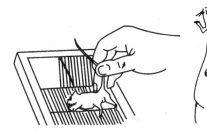

图 3-2B　小鼠捉拿与固定法

(二) 大鼠

大鼠的捉拿方法基本同小鼠,但大鼠比小鼠牙尖性猛,捉拿时为避免咬伤,应带上帆布手套。用右手轻轻抓住大鼠尾部向后轻拉,左手抓住大鼠整个身体并固定其头部,右手可行腹腔、肌内、皮下等注射或其他操作。捉拿时切勿用力过大过猛(图 3-3)。

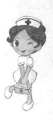

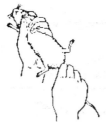

图3-3　抓取大鼠法　　　　图3-4　抓取蟾蜍法　　　　图3-5　抓取豚鼠法

（三）蟾蜍

捉拿时一般用左手抓蟾蜍，先将蟾蜍后肢拉直，再用示指压在头前部（图3-4）。

（四）豚鼠

豚鼠胆小易惊，所以在捉拿时，必须稳、准、快。捉拿时以拇指和中指从豚鼠背部绕到腋下抓住豚鼠，另一只手托住其臀部（图3-5）。

（五）兔

正确捉拿兔的方法是：一般以右手抓住兔颈部的皮肤并提起，然后左手托其臀部或腹部，让其体重的大部分集中在左手上，这样可避免在捉拿过程中损伤动物（图3-6A、B）。切忌强提兔耳或某一肢体，强行从笼中拖出，兔爪锐利，谨防抓伤（图3-6C）。固定兔的方法依实验需要而定，一般有兔台固定、马蹄铁固定和立体定位仪固定三种方法。首先使兔仰卧，用粗线绳一端缚扎于前、后肢的踝关节以上部位，缚扎两前肢线绳在背后交叉穿过，分别固定在兔台尾端，兔头可用特制的兔头夹固定。

进行头颅部实验时，常用马蹄铁或立体定位仪进行固定。操作应先剪去兔两侧眼眶下部一小块皮毛，将马蹄铁两侧尖头金属棒嵌在小孔中，左右对称，旋紧固定金属棒的螺丝；前端中间金属棒尖端嵌在兔两上门齿的齿缝之间，旋紧固定金属棒的螺丝；此时兔头被三点固定法牢固地固定在马蹄铁上，若使头部上仰或下俯，可上下调节前端中间金属棒（图3-6D）。

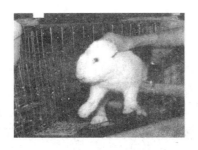
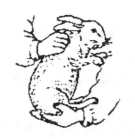

图3-6A　从笼中抓取家兔　　　　图3-6B　家兔正确抓取方法一

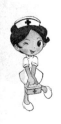

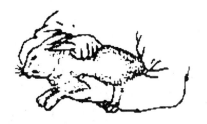

图 3－6B　家兔正确抓取方法二

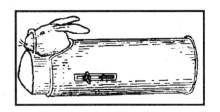

图 3－6D　家兔的固定

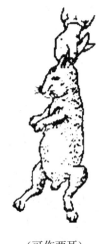

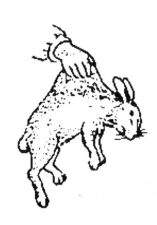

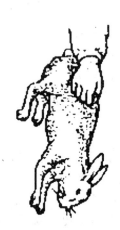

（可伤两耳）　　　　　　　　（可致皮下出血）　　　　　　（可伤两肾）

图 3－6C　捉拿家兔的错误方法

第二节　动物的给药方法

一、注射法

（一）静脉注射

1. 兔耳缘静脉注射　注射前先拔除或剪去耳背面外缘部位的毛,用水湿润局部,再用手指轻弹血管或用手指压迫耳根部使静脉充盈。左手拇指和无名指固定兔耳远端,右手持注射器于静脉远心端(尽量在静脉末端进针,以备重复注射)刺入皮下,针头与血管呈 20°夹角,将针尖沿血管走向刺入静脉。因兔耳缘静脉比较细,可能无回血。用固定兔耳的手将针尖固定在兔耳上,缓缓推注药物入静脉。如推注困难或发现注射部位局部肿胀、变白,说明针尖没有刺入静脉,药液注在皮下,应立即拔出针尖,重新注射。注射完毕,拔出针头,压迫止血 1～2 分钟(图 3-7)。

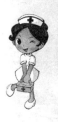

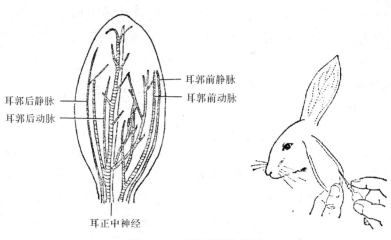

耳郭前静脉
耳郭前动脉
耳郭后静脉
耳郭后动脉
耳正中神经

图 3-7　兔耳缘静脉注射

2. 小鼠尾静脉注射　可选用小鼠尾静脉注射架固定小鼠。先根据小鼠大小选择合适的固定架,打开鼠筒盖,再手提小鼠尾,让小鼠头对准鼠筒口将小鼠送入筒内,调节鼠筒长短合适后,露出小鼠尾巴,固定筒盖后将小鼠固定,外露鼠尾。可先用 75% 乙醇或二甲苯棉球涂擦其尾部,或将鼠尾在 45～50 ℃热水中浸泡 30 秒,使其血管扩张。用一只手拉住尾尖,选择一条扩张最明显的静脉,一般选择尾两侧静脉,另一只手持注射器,将针头刺入血管,推入药液。如推注时感觉有阻力且局部变白表明针头没有刺入血管,应拔针后重新穿刺(图 3-8)。

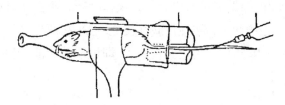

图 3-8　小鼠尾静脉注射

(二)腹腔注射

1. 小鼠等小动物腹腔注射时,用左手捉拿并固定动物,使腹部向上,鼠头略低于尾部(使动物处于头低位,使内脏移向上腹,可避免注射时伤及内脏),右手持注射针头自下腹部靠近腹白线的两侧刺入皮下,使针头向前推 0.5～1.0 cm,再以 45°角穿过腹肌,回抽注射器,若无回血、无尿液、无消化道内容物,缓慢注入药液(图 3-9)。

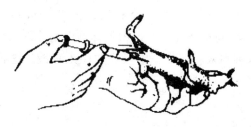

图 3-9　小鼠腹腔注射

11

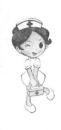

2. 兔、猫、犬、大鼠等动物腹腔注射时,应使动物仰卧,在其腹部后 1/3 略靠外侧处,用针头垂直刺入腹腔,回抽注射器若无回血、无尿液、无消化道内容物,即可将药物缓慢推入腹腔。

（三）皮下注射

皮下注射是将药液推入动物的皮下结缔组织,经局部毛细血管、淋巴管吸收入血液循环的一种给药方法。皮下注射的常用部位为背部皮下。小鼠皮下注射可由两人合作,其中一人左手抓住小鼠头部皮肤,右手拉住鼠尾;另一人先常规消毒注射部位皮肤,再用左手捏起背部皮肤,右手持注射器,将针头刺入背部皮下。如果一人操作,可将小鼠置于铁丝网上,左手抓小鼠,以拇指和示指捏起背部皮肤,右手持注射器,将针头刺入背部皮下(图 3-10)。大动物在皮下注射时需固定。为避免药液外溢,进针和退针要迅速。

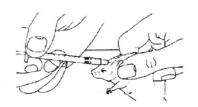

图 3-10　小鼠皮下注射

（四）皮内注射

皮内注射是将药液注入皮肤的表皮与真皮之间。此法可用于观察皮肤血管的通透性变化或皮内反应,多用于接种、过敏实验等。操作时须先脱去注射局部被毛,常规消毒注射部位后,再用左手拇指和示指按住皮肤并使之绷紧,在两指之间,用 4 号小针头注射器紧贴皮肤表层刺入皮内,再向上挑起并稍刺入,即可注射药液,皮肤表面此时可见一白色小皮丘。

（五）肌内注射

肌内注射是将药液注入肌肉内,一般多选用臀部或股部肌肉发达、无大血管的部位。注射时将针头迅速刺入肌肉,回抽无回血,即可进行注射。给大白鼠、小白鼠等小动物作肌内注射时,用左手抓住鼠两耳和头部皮肤,右手用 5 号针头注射器刺入动物大腿外侧肌肉内缓慢将药液注入。

（六）淋巴囊注射

蛙类动物有数个淋巴囊,注入药物易被吸收,是蛙类常用的给药途径。一般注射部位为胸、腹或股淋巴囊。选用胸部淋巴囊注射时应将针头插入口腔,由口腔底部穿过下颌肌层进入胸皮下淋巴囊,将药物注入。选用腹部淋巴囊注射时可将针头先经蛙后肢上端刺入,经大腿肌肉层,再刺入腹部皮下淋巴囊内注入药液。这种注射方法可防止拔出针头后药液外溢(图 3-11)。

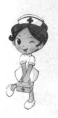

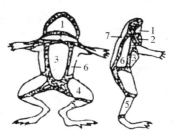

1. 颌下囊　2. 胸囊　3. 腹囊　4. 股囊　5. 胫囊　6. 侧囊　7. 头背囊

图 3-11　蟾蜍的皮下淋巴囊

二、灌胃法

为保证剂量准确,小鼠、大鼠及家兔等动物实验时常使用灌胃法给药。

（一）小鼠、大鼠灌胃法

灌胃时将灌胃针安在注射器上,吸入药液。左手抓住鼠背部及颈部皮肤将动物固定,使其腹部朝上,将颈部拉直,右手持注射器,将灌胃针自口角处插入口腔,再从舌面紧沿上腭、咽后壁徐徐插入食管。如手法正确,针插入时应无阻力。如遇阻力或动物挣扎,应退出后再插。操作宜轻柔,以免刺破食管或误入气管,造成动物死亡(图 3-12)。一般小鼠灌胃针插入 3~4 cm,大鼠 4~6 cm 后可将药物注入,常用的灌胃量小鼠为 0.2~1 ml,大鼠 1~4 ml。

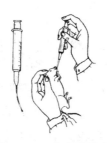

图 3-12　小鼠灌胃法

（二）家兔灌胃法

家兔灌胃可用兔固定箱一人操作,也可两人合作进行。一人取坐位,用两腿夹持兔身,左手握住家兔双耳,右手抓住两前肢;另一人将特制兔开口器横插于兔口内,压住舌头并固定之。将带有弹性的橡皮导管(如 10 号导尿管),经开口器上的小圆孔插入,沿咽后壁进入食管 15~18 cm。插管时易误入气管,应谨慎观察插管后动物的反应,插入气管时动物可剧烈挣扎和呼吸困难;也可将导管的外端浸入水中,观察有无气泡,有气泡表明插入气管,如无气泡,即认为此导管是在食管中,即可将药液缓慢灌入。灌胃完毕后,先慢慢拔出导尿管,再取出开口器(图 3-13)。

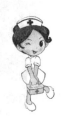

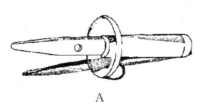

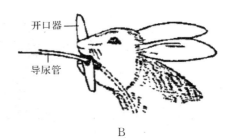

图 3 - 13A　家兔开口器　　　　　　　　图 3 - 13B　家兔开口器灌胃

第三节　实验动物的麻醉方法

一、实验动物的麻醉

为了在实验或手术过程中减少动物的疼痛,保持其安静可采用麻醉。麻醉药的种类繁多,作用机制不尽相同,因此,要了解常用麻醉药物的种类、化学性质、药理作用特点以及药物的用量,再根据动物的种类以及实验或手术的要求,选择合适的麻醉方法及药物。

(一)麻醉方法

1. 注射麻醉

(1)静脉注射:因操作简便,是实验最常采用的麻醉方法之一。较大的动物如兔、狗等实验多采用静脉注射麻醉。注入麻醉药物的速度一般宜慢且均匀;为避免发生麻醉意外(如呼吸暂停、心脏停搏、死亡),可先缓慢注入药物总剂量的 4/5,剩下的 1/5 根据麻醉深度决定是否应该继续注入。注射药物的同时观察肌肉紧张性、角膜反射和对皮肤夹捏的反应,当这些活动明显减弱或消失时,应立即停止注射。注射部位因动物种类而异。

①大白鼠、小白鼠、家兔:大白鼠、小白鼠可取尾静脉注射。鼠尾背、腹侧及两侧共有4 根血管,腹侧为动脉,其余为静脉。注射时,宜先用鼠固定器固定鼠体,让鼠尾露出。宜选用 4~5 号针头,从最粗的一根血管刺入。家兔常选取耳缘静脉为注射部位,具体操作方法见注射法中静脉注射法。

②犬:注射部位通常有两个:一是后肢外侧的小隐静脉,该静脉在胫、腓骨远端自前向后行走;二是前肢内侧的头静脉,其口径比小隐静脉粗,都位于皮下。注射时,先用狗头夹固定头部以防其咬人,然后剪毛,用胶皮带捆绑近心端,使静脉充盈,将注射针头刺入血管,回抽见血时,松开带子即可注入麻醉药(图 3 - 14)。

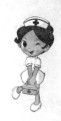

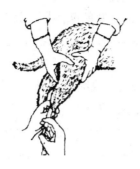

图 3－14 犬后肢外侧小隐静脉注射法

（2）腹腔注射：腹腔注射麻醉多用于大鼠、小鼠和豚鼠。与静脉注射相比，腹腔注射操作简便易行。具体操作方法见注射法中腹腔注射。

对大鼠、小鼠进行腹腔注射麻醉时，操作者事先用注射器抽取麻醉药，左手拇指与示指捏住鼠耳及头部皮肤，无名指与小指夹住鼠尾，将鼠腹部朝上固定于手掌间，右手持注射器从后腹部朝头的方向刺入，回抽，判断针头确在腹腔内，即可注入药液。

腹腔注射的麻醉药物由肠系膜吸收入血，经门静脉入肝后再进入心脏，然后才能到达中枢神经系统。因此，麻醉作用发生慢，有一定的兴奋期，麻醉深度不宜控制。腹腔注射时应注意进针角度因动物大小而有所不同。对于较大的动物，针头可与腹壁垂直；对于鼠类，宜使针头与腹壁呈 30°夹角。注射器针头刺入腹腔后一定要回抽，若回抽到血液、粪便、尿液表示针头已刺入血管或脏器，必须拔出重刺。所用针头不宜太大，以免注射后拔出针头药液自针孔流出。

（3）皮下注射：是常用的局部麻醉方法。在手术前用 2 ml 注射器套上 6 号针头将局部麻醉药注入手术部位的皮下，并轻轻加压，使药液扩散，即可手术。

（4）肌内注射：常用于鸟类，一般取胸肌注射药液。

（5）淋巴囊注射：两栖动物全身有数个淋巴囊，注射麻醉药液易被吸收，发生麻醉作用较快。常选用腹部淋巴囊和头部淋巴囊。

2. 吸入麻醉 多选用乙醚作为吸入麻醉药。用一个透明、密闭的玻璃箱作为挥发性麻醉剂的容器，把用 5～10 ml 乙醚浸过的脱脂棉或纱布铺于麻醉用的容器内，让其挥发，然后把待麻醉动物投入，20～30 秒后动物进入麻醉状态。本法最适于大鼠、小鼠的短期操作性实验的麻醉。由于乙醚燃点很低，遇火极易燃烧，所以在使用时，一定要远离火源。

（二）麻醉效果的观察

动物的麻醉效果直接影响实验的进行和实验结果。如果麻醉过浅，动物会因疼痛而挣扎，甚至出现兴奋状态，呼吸、心跳不规则，影响观察。麻醉过深，可使机体的反应性降低甚至消失，更为严重的是抑制延髓的心血管运动中枢和呼吸中枢，使呼吸、心跳停止，导致动物死亡。因此，在麻醉过程中必须善于判断麻醉程度，观察麻醉效果。判断麻醉程度的指标有：

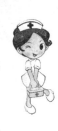

1. 呼吸　呼吸加快或不规则,说明麻醉过浅,可适量追加麻醉药液,若呼吸由不规则转变为规则且平稳,说明已达到麻醉深度。若动物呼吸变慢,且以腹式呼吸为主,说明麻醉过深,可能有生命危险。

2. 反射活动　主要观察角膜反射或睫毛反射。若角膜反射灵敏,说明麻醉过浅;若角膜反射迟钝,说明麻醉程度适宜;若角膜反射消失,伴瞳孔散大,则麻醉过深。

3. 肌张力　若动物出现肌张力亢进,一般说明麻醉过浅;若其全身肌肉松弛,说明麻醉合适。

4. 皮肤夹捏反应　麻醉过程中可随时用止血钳或有齿镊夹捏动物皮肤。若反应灵敏,则麻醉过浅;若反应消失,则麻醉程度合适。

总之,观察麻醉效果要仔细,上述 4 项指标要综合考虑,在静脉麻醉时应边注入药物边观察,只有这样才能获得理想的麻醉效果。

(三)常用麻醉药及其用法

1. 乙醚　是动物实验中常用的吸入麻醉药。乙醚为无色、有刺激性气味的易挥发液体,易燃、易爆。其在光和空气作用下,可生成乙醛或过氧化物而具有较大的毒性,因此,开瓶后不能久置,超过 24 小时不宜再用。适用于各种动物,尤其是时间短的手术或实验,吸入后 20～30 秒开始发挥作用,10 分钟左右可产生外科麻醉效应。其特点是麻醉深度易掌握,较安全,麻醉后苏醒快,但麻醉时有明显的兴奋现象,且对呼吸道黏膜有较强的刺激分泌作用,使黏液分泌增加,易阻塞呼吸道而发生窒息。

2. 巴比妥类　是动物实验中常用的静脉麻醉药。巴比妥类药物多为白色晶状粉末,微苦,因其钠盐在常温下也易溶于水,故动物实验常选用戊巴比妥钠和苯巴比妥钠。戊巴比妥钠常配成 3%～5% 的注射液,本品作用发生快,持续时间 3～5 小时。配制方法:取戊巴比妥钠 3～5 g 加入 95% 的乙醇溶液 10 ml,再加入 0.9% 氯化钠溶液至 100 ml。静脉注射时,前 1/3 剂量可推注,后 2/3 剂量则应缓慢注射,推注过程中应密切观察动物的肌张力情况、呼吸变化及角膜反射。动物麻醉后常因麻醉药的作用、肌肉松弛和皮肤血管扩张而致体温缓慢下降,所以应设法保温(保持肛温在 37 ℃左右)。几种常用的麻醉药及其用法见表 3-1。

表 3-1　常用麻醉药剂量及给药途径

药物名称	给药途径	剂量(mg/kg)				
		犬	猫	兔	大白鼠	小白鼠
戊巴比妥钠	iv	25～35	25～35	25～40	—	40～70
	ip	25～35	25～35	—	40～50	—
	im	30～40	—	—	—	—
苯巴比妥钠	iv	80～100	80～100	100～160		
	ip	80～100	80～100	150～200		

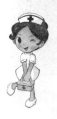

药物名称	给药途径	剂量(mg/kg)				
		犬	猫	兔	大白鼠	小白鼠
硫喷妥钠	iv	20～30	20～30	30～40		
	ip	—	50～60	60～80	—	—
氯醛糖	ip	100	50～70	60～80	50	50
	iv	100	60	80～100	60	60
氨基甲酸乙酯	iv	1 000～2 000	2 000	1 000	—	—
	ip	1 000～2 000	2 000	1 000	1 250	1 250
	sc	—	2 000	1 000～2 000	1 000～2 000	1 000～2 000
氨基甲酸乙酯 ＋氯醛糖	iv	—	—	400～500		
	ip	—	—	＋40～50	100＋10	100＋10
水合氯醛	iv	100～150	100～150	50～70		
	ip					
	sc 或灌肠	250～300	250～300	1 000	400	400

3. 氯醛糖　为带苦味的白色结晶状粉末。它是由氯醛与葡萄糖共同加热后生成的化合物,本品溶解度小,使用前需在 50 ℃水浴锅中加热使其全部溶解,但不宜直接加热,更不能煮沸,以免影响药效。加热后不宜久置,以免沉淀而失效。常配成 1％水溶液,配制时可加入适量硼砂,以提高其溶解度和稳定性。一般取氯醛糖 1 g,硼砂 2 g,加水至 100 ml。氯醛糖给药途径一般选择静脉或腹腔给药。该药安全范围大,犬在静脉注射剂量增加到一般麻醉剂量的 5 倍时,仍不能引起死亡。

4. 普鲁卡因　为局部麻醉药,手术前需做皮试。常用 1％或 2％水溶液注入手术部位皮下或肌肉,可阻断神经纤维的传导,提高感受器官的感觉阈值,从而使动物能够耐受手术操作。

5. 氨基甲酸乙酯(乌拉坦)　是由尿素与乙醇共同加热所合成的一种无色、无臭、无味的晶体状粉末。本品易溶于水,遇热易分解。常配成 20％或 25％的注射液,注射时可先快后慢,一次给药可维持 4～5 小时,麻醉过程较平稳,动物无明显挣扎现象,但苏醒慢,麻醉深度和使用剂量较难掌握。本品对呼吸无明显影响。常用于兔、犬、猫、蛙类动物,是家兔急性实验最常采用的麻醉药。

二、麻醉药的选择条件

麻醉的目的是使动物在手术与实验中免除痛苦,保持安静,以便实验顺利进行。麻醉药品可分为全身麻醉药和局部麻醉药两种,前者在动物急性实验时常采用。理想的麻醉药应具备以下三个条件:

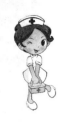

1. 麻醉效果好,手术过程中使动物完全无痛,且麻醉时间能满足实验要求。

2. 对动物毒性及所观察指标影响较小。

3. 麻醉方法简便。

由于不同种属的动物对各种麻醉药的敏感性不同,且不同麻醉药对动物生理机能的影响以及麻醉时间也不一样,故选用适当的麻醉药对能否完成实验非常重要。

三、麻醉药使用的注意事项

1. 动物个体差异性　不同的动物个体对麻醉药的耐受性不同。在使用麻醉药时,必须密切注意动物的状态,以决定麻醉药的用量。麻醉的深浅,可根据呼吸的深度和频率、角膜反射的敏感度、四肢和腹壁肌肉的紧张性以及皮肤夹捏反应等指标进行判断。当上述指标明显减弱或消失时,应立即停止给药。

另外,麻醉剂量往往与动物的种类、健康状况有关。如灰兔比大白兔抵抗力要强;妊娠兔对麻醉药的耐受量较小,如按常规剂量麻醉往往会过量,使用时应酌减剂量。

2. 给药速度　静脉注射麻醉药时,注射速度应缓慢;或者将药量的前一半快速注入,使其迅速度过兴奋期,再将后一半药缓慢注入。如果没有把握,最好不要给全量,麻醉稍浅可追加药量,否则注射过速、用药过量,易导致动物死亡。

3. 麻醉药配制时间　麻醉药配制时间过久,可发生絮状浑浊,在冬天还可有结晶沉淀,这时均不宜使用,须经加热至结晶溶解后才可使用。

4. 动物体重与麻醉剂量的关系　麻醉前一定要先称动物体重,严格按照体重计算参考剂量给药。

5. 补加麻醉药量的方法　当麻醉深度不够时动物可出现挣扎、呼吸急促等反应,此时应临时适当补加麻醉药量,一般每次补加剂量不宜超过注射总量的1/5。

6. 麻醉过量的处理　当麻醉过量时,动物呼吸变缓慢且不规则,甚至出现呼吸停止、血压下降、心跳微弱或停止。此时应立即进行抢救,如人工呼吸和心脏按压,必要时使用呼吸兴奋药。

第四节　实验动物的取血与处死方法

一、实验动物的取血

(一)家兔

1. 耳部取血

(1)耳缘静脉取血法:选好耳缘静脉,拔去被毛,用75%乙醇涂擦局部,用小血管夹夹紧耳根部,使血管充血扩张。采血者持粗针头从耳尖部血管逆回流方向刺入静脉内取

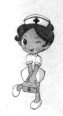

血,或用刀片切开静脉,使血液自动流出。取血后用棉球压迫止血,一次取血量为2～3 ml。压住侧支静脉可使血液更容易流出。取血前在耳缘部涂擦液体石蜡可防止血液凝固。

(2)耳中央动脉取血法:将家兔固定于箱内,用手揉擦耳部,使中央动脉扩张。采血者左手固定兔耳,右手持注射器,从中央动脉末端进针,与动脉平行,向心方向刺入动脉。一次取血量为15 ml。取血后用棉球压迫止血。注意兔耳中央动脉易发生痉挛性收缩,抽血时间不宜过长,在痉挛前尽快抽血。

2. **后肢皮下静脉取血法**　将家兔固定于兔台上,剪去胫部被毛,在股部扎止血带,使胫外侧皮下静脉充盈。采血者左手固定静脉,右手持注射器,针头与静脉平行,刺入血管后回抽针栓即有血液进入注射器。

3. **心脏取血法**　将家兔固定于兔台上,或由助手将家兔以站立位固定,剪去胸部被毛,常规消毒。采血者在胸骨左侧第3～4肋间心脏搏动最明显处作穿刺,右手持注射器,将针头插入肋间隙,在左手触摸到心跳时,垂直刺入心脏,当持针手感到心脏搏动时,再稍刺入即达到心腔。每次抽血量为20～25 ml。针头宜直入直出,不可在胸腔内左右探索。拔针后用棉球压迫止血。

家兔颈动、静脉和股动、静脉取血法与大鼠相同,均需做相应的血管分离手术。

(二)犬和猫

1. **耳缘静脉取血**　用注射器刺破耳缘静脉直接抽取采血。采血量较少时可用此法。

2. **心脏取血法**　犬和猫的心脏取血方法与家兔相似,但难度较大,一般不宜采用。

3. **前、后肢静脉取血法**　前肢选用内侧皮下头静脉,位于前肢脚爪上方背侧正前位,在下1/3处向内侧走行;后肢选用外侧的小隐静脉,位于跗关节外侧,距跗关节上方5～10 cm处的皮下,由前斜向后上方走行。采血时,先将犬和猫固定,用止血带扎住穿刺部位的上方,使静脉充盈。取血前剪去局部被毛,采血者按常规穿刺即可抽取血液。

4. **颈静脉取血法**　将麻醉后的狗和猫侧卧位固定于手术台上,剪去颈部被毛,常规消毒。助手拉直颈部,使其头尽量后仰。采血者左手拇指压住颈静脉入胸腔处皮肤,使颈静脉怒张,右手持注射器,使针头与血管平行,从远心端刺入血管。颈静脉在皮下易滑动,穿刺时要拉紧皮肤,固定好血管。取血后应用棉球压迫止血。此方法可取较多的血。

5. **股动脉取血法**　将麻醉后的狗和猫背位固定于狗台上。助手将后肢向外拉直,暴露腹股沟,剪去被毛,常规消毒。采血者左手示指与中指触摸动脉搏动部位,并固定好血管;右手持注射器,将针头与皮肤呈45°夹角由动脉搏动最明显处直接刺入血管,抽取所需血液量。取血后需较长时间压迫止血。采血操作难度较大,一般不用。

(三)小鼠和大鼠

1. **断头取血**　这是常用而简便的一种取血方法。操作时需要二人配合操作,采血者抓住动物,助手用剪刀从鼠颈部剪掉头部,采血者立即将鼠颈部向下,使大(小)鼠倒置,

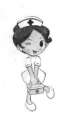

让鼠血迅速滴入已备好的容器内(内放抗凝剂),见图3-15。此方法用于实验结束后血液采集量大时。

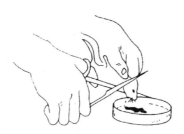

图 3-15 小鼠断头取血方法

2. 眼部取血

(1)眶动脉或眶静脉取血:将动物倒持压迫眼球,使眼球突出充血后,用止血钳迅速摘除眼球,眼眶内即有血液流出,将血滴入加有抗凝剂的玻璃器皿内,直至不流为止。一般可取得相当于动物体重4%~5%的血液量。因采血完毕动物即死亡,故此法多用于实验结束时一次性取血。

(2)眼眶后静脉丛取血:用7号针头连接1 ml的注射器或内径为1.0~1.5 cm的玻璃毛细管,将其浸入1%肝素溶液中,取出干燥。取血时左手抓住鼠耳两边的颈背部皮肤,使头部固定,并轻轻向下压迫颈部两侧,阻碍头部静脉血液回流,使眼球外突,眼眶后静脉丛充血,右手持注射器或毛细管,将其插入内眦部,轻轻向眼底部方向旋转移动,插入深度:小鼠为2~3 mm,大鼠为4~5 mm。因血压关系,血液自行流入管内。取血后立即拔出毛细管,放松左手即可止血。为防止穿刺孔出血,也可用纱布压迫眼球达到止血目的。小鼠、大鼠、豚鼠及家兔均可采取此法取血。其特点是可根据实验需要,在数分钟内同一部位反复取血。小鼠一次可采血0.2 ml,大鼠0.5 ml。

3. 尾部取血

(1)断尾尖取血:这种方法适用于采取小量血样。取血前宜先将动物固定或麻醉后,露出鼠尾,将尾巴置于45~50 ℃热水中浸泡数分钟,使血管扩张。擦干鼠尾后,将尾尖剪去1~2 mm(小鼠)或5 mm(大鼠)。从尾根部向尾尖部按摩,血即从断端流出。

(2)针刺尾静脉取血:先将动物固定,用乙醇棉球消毒尾部,然后对准尾尖部向上数厘米处的静脉用注射针刺入后立即拔出,即有血自针孔处流出。采血后用局部压迫、烧烙等方法进行止血。

4. 心脏取血:先将动物仰卧固定,左手抓住鼠背及颈部皮肤,右手持注射器,在左侧第3~4肋间心尖搏动最明显处刺入心室,抽出血液。也可从上腹部刺入,穿过横膈膜刺入心室取血。小鼠一次可采血0.5~0.6 ml,大鼠0.8~1.2 ml。动作要轻巧,否则取血后动物可能死亡。

5. 大血管取血

(1)颈静脉和颈动脉取血:将动物麻醉后背位固定,剪去一侧颈部外侧毛,分离暴露

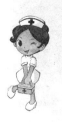

颈静脉或颈动脉,用注射针头沿颈静脉或颈动脉平行方向刺入,抽取所需血量。此种方法小鼠可取血 0.6 ml 左右,大鼠可取血 0.8 ml 左右。也可把颈静脉或颈动脉剪断,以注射器(不带针头)吸取流出来的血液,或用试管取血。切断动脉时,要防止血液喷溅。

(2) 股静脉或股动脉取血:动物麻醉后背位固定,切开左或右腹股沟的皮肤,分离暴露股静脉或股动脉,用注射针头平行刺入股静脉或股动脉,抽取血液。一般小鼠可采血 0.2～0.8 ml,大鼠可采血 0.4～1.6 ml。如连续多次股静脉取血时,取血部位要尽量选择离心端。

(四) 豚鼠

1. 耳缘剪口采血　将豚鼠耳消毒后,剪破耳缘,在切口边缘涂抹 20% 枸橼酸钠溶液,阻止血凝,血可自切口自动流出进入容器内。操作时,使耳充血效果更好。此法能采血 0.5 ml 左右。

2. 心脏取血法　豚鼠的心脏取血方法与家兔基本相同。取血部位通常在胸骨左缘正中,选心跳最明显的部位作穿刺。取血针头宜细长,以免发生手术后穿刺孔出血。因豚鼠性情温和且身体较小,一般可不必将动物固定在解剖台上,可由助手握住前后肢进行采血。成年豚鼠一次采血不宜超过 10 ml。

3. 背中足静脉取血法　由助手固定动物,将后肢膝关节拉直。采血者可从动物脚背面找到背中足静脉,常规消毒后,左手拉住豚鼠趾端,右手持注射器刺入静脉。拔针后立即出血,抽血后立即用纱布或棉球压迫止血。反复取血时两后肢可交替使用。

4. 股动脉采血　将豚鼠仰位固定在手术台上,麻醉后减去腹股沟区毛,局部用碘酒、乙醇消毒。切开长 2～3 cm 的皮肤,分离股动脉使其充分暴露,然后用镊子提起股动脉,远端结扎,近端用止血钳夹住,在动脉中央剪一小孔,用无菌玻璃小导管插入,放开止血钳,血液即由导管流出。一次可采血 10～20 ml。

二、实验动物的处死方法

(一) 狗、猫、兔等较大动物的处死方法

1. 空气栓塞法　将空气注入动物静脉,使之很快栓塞而死,这是最常用的一种处死方法。当空气注入静脉后,可在右心随着心脏的跳动使空气与血液相混致血液成泡沫状,随血液循环到全身,阻塞肺动脉或冠脉等大血管,发生严重的循环障碍,动物很快致死。一般兔、猫等需注入 20～40 ml 气体,狗需注入 80～150 ml 气体致死。

2. 化学药物致死法　给动物静脉内注入甲醛溶液,使血液内蛋白凝固,导致全身血液循环严重障碍和缺氧而死。成年狗静脉内需注入 10% 甲醛溶液 20 ml。也可给动物静脉内注入氯化钾溶液,使动物心肌失去收缩能力,心脏急性扩张,致心脏弛缓性停跳而死亡。成年兔静脉内需注入 10% 氯化钾溶液 5～10 ml;成年狗静脉内需注入 20～30 ml 致死。

3. 击打法　适用于豚鼠、家兔等。具体方法是用木槌用力锤击动物脑部,使大脑受

21

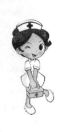

破坏而死亡。此方法具有处死动物快、简单易行、效率高等优点,但可引起脑损伤、内脏出血、破裂等,此外动物死亡前剧烈的挣扎和抽搐可造成人为的形态改变。

4. **急性失血法** ①用粗针头一次性抽取大量心脏血液,可使动物很快致死,此法常用于豚鼠、猴等动物处死;②狗可采用股动、静脉放血法处死。给狗按每千克体重静脉注射硫喷妥纳 20～30 mg 麻醉后,分离、暴露股三角区,用利刀在股三角区做一个约 10 cm 的横切口,把股动、静脉全切断,血立即喷出,同时不断地用自来水冲洗流血,使股动脉切口保持畅通,动物 3～5 分钟内即死亡。

(二) 大鼠、小鼠等小动物的处死方法

1. **颈椎脱臼处死** 此法常用于小白鼠。术者左手持镊子或用拇指、示指固定小鼠头后部,右手捏住小鼠尾部,用力向后上方牵拉,听到小鼠颈部"喀嚓"声即表明颈椎脱位、脊髓断裂,小鼠瞬间死亡(图 3-16)。

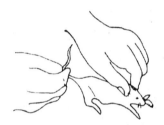

图 3-16 小鼠颈椎脱臼处死方法图

2. **断头处死** 大鼠和小鼠也可用断头法处死。术者需戴手套,两手分别抓住鼠头和鼠身,拉紧并暴露颈部,由助手持剪刀,从颈部剪断鼠头处死。

3. **击打法** 具体方法是手提大、小鼠尾用力摔击,使其头部猛烈触地,鼠痉挛后立即死亡。此方法具有处死动物快、简单易行、效率高等优点,但可引起脑损伤、内脏出血、破裂等缺点,此外可因动物死前剧烈挣扎造成人为的形态改变。

4. **大量放血法** 大、小鼠还可采取摘除眼球,由眼眶动脉放血致死,或切开股动脉使其大量失血而死。

(三) 蛙类动物的处死方法

1. **针刺枕骨大孔法** 蛙类动物常用金属探针插入枕骨大孔,破坏脑脊椎处死。术者左手用湿布将动物包住,露出头部,并且用示指按压其头部前端,拇指按压背部,使头前俯;右手持探针刺入枕骨大孔,进入枕骨大孔后将探针尖端转向头方,向前探入颅腔,然后左右搅动,以捣毁脑组织。脑组织捣毁后,将探针转向尾方,与脊柱平行刺入椎管,左右搅动以破坏脊髓。待动物的四肢肌肉完全松弛后拔出探针,用干棉球将针孔堵住,以防止其出血。处死蟾蜍时要防止毒腺分泌物射入眼内,如被射入,应立即用大量生理盐水冲洗眼睛。

2. **断头法** 常用于蛙类的处死。可用剪刀剪去头部,或用金属探针经枕骨大孔破坏脑和脊髓而使动物死亡(图 3-17)。

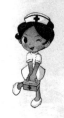

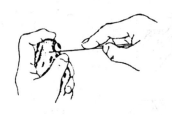

图 3-17　蟾蜍捉持法及破坏脑脊髓

实验中因失血过多、创伤、麻醉意外等原因死亡的动物,以及实验后处死的动物均应装入垃圾袋内并交学校动物中心统一处理。注意实验动物禁止食用。

第五节　动物实验基本手术操作

一、动物实验基本操作技术

1. 切开　根据动物实验要求确定手术切口的部位及大小。切开时应先绷紧手术区域皮肤,将刀刃与皮肤垂直,用力要适当,一次切开皮肤全层,切口整齐无偏斜。一般要求按解剖层次逐层切开皮肤及皮下组织,并注意及时止血,避免损伤深部的重要组织器官(图 3-18)。

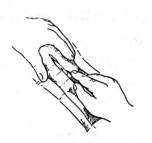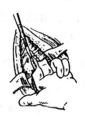

图 3-18　切开皮肤及皮下组织

2. 止血　止血是手术操作中的重要环节。手术过程中止血是否及时准确,不仅直接影响手术部位的显露和手术操作进程,而且关系到手术后动物的安全、切口愈合以及是否造成并发症等。术中止血必须迅速、准确、可靠。术中止血一般多采用压迫止血法。可用灭菌纱布或拧干的温热盐水纱布按压片刻止血,切勿用干纱布擦拭,以减少组织损伤。或用止血钳在血流方向垂直夹住血管断端,停留一段时间后取下止血钳,出血即停止。还可采用结扎止血,此法常用于压迫无效或较大血管的出血。出血部位用纱布压迫蘸吸后,用止血钳逐个夹住血管断端,要夹准、夹牢,应尽量少夹周围组织,再用丝线结扎止血。结扎时,先竖起止血钳,将结扎线绕过钳夹点之下,再将钳放平后钳尖稍翘起,打第一个结时,边扎紧边轻轻松开止血钳,再打第二个结。外科结的方法有手打结和器械打结两种(图 3-19、图 3-20)。

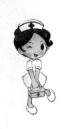

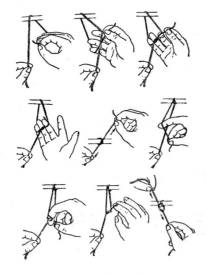

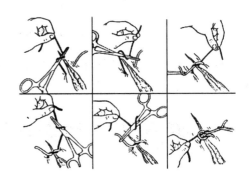

图 3 - 19 外科手打结　　　　　　　　图 3 - 20 外科器械打结

3. 组织分离法　分离组织的目的在于充分显露深部组织。操作时要注意在同一平面上力求一次垂直切开,切口边缘整齐,以减少损伤,便于愈合;在切开多层组织时,一般应按组织层次分层切开;切开肌肉时,一般应沿肌纤维方向进行。组织分离方法有两种:

(1) 锐性分离法:用刀、剪等锐性器械做直接切割的方法。该法多用于皮肤、黏膜的分离等。

(2) 钝性分离法:用刀柄、止血钳、剥离器或手指等进行分离的方法。此法多用于肌肉、筋膜间隙的疏松结缔组织及软组织等的分离。

4. 缝合法　缝合方法主要有间断缝合、连续缝合、毯边缝合(图 3 - 21)、减张缝合、褥式缝合、荷包缝合和"8"字形缝合等。间断缝合是最常用的缝合方法,一般组织均可采用;连续缝合常用于缝合腹膜及胃肠道等,缝合速度快且有一定的止血作用;毯边缝合常用于皮片移植缝合、胃肠吻合时缝合后壁全层等,边缘对合整齐,有一定止血作用;褥式缝合常用于胃肠道、血管等处的缝合;减张缝合常用于缝合皮肤;荷包缝合常用于缝合胃肠道小穿孔及包埋阑尾残端等;"8"字形缝合常用于缝合筋膜、腱膜、肌肉、阑尾残端等。

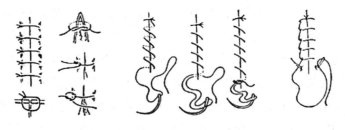

图 3 - 21 缝合方法

5. 拆线法　外部创口缝线经一定时间后(7～14 天)均需拆除。拆线前,在缝合处,尤其在缝线和针孔上,需用碘酒和乙醇消毒(图 3 - 22)。

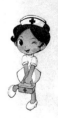

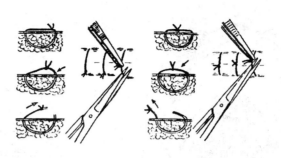

图 3-22　拆线法

二、动物实验基本手术技术

（一）头颈部手术

包括颈部神经、颈外静脉、颈总动脉和气管的暴露、分离及插管术。以兔为例,其步骤如下：

1. 动物固定、术区被毛　将动物仰卧固定,用粗剪刀剪毛,剪毛范围应大于切口长度。为避免剪伤皮肤,可一手将皮肤绷平,另一手持剪刀平贴于皮肤逆着毛的朝向剪毛。剪下的毛应及时放入盛水的杯中浸湿,以免到处飞扬。

2. 局部麻醉　在颈部正中皮下注射 1% 普鲁卡因溶液 2～3 ml。

3. 切口和止血　手术者左手拇指和示指撑紧皮肤,右手持手术刀,以适当力度一次切开皮肤和皮下组织直到肌层(图 3-23),上起甲状软骨,下达胸骨上缘,用皮钳夹住皮肤切口边缘暴露手术野,以利进一步的操作。

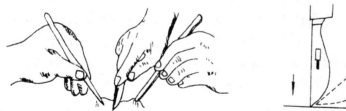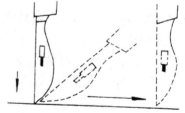

图 3-23　手术切口图示

在手术过程中应保持手术野清晰,如出血应及时止血。

4. 神经、血管、气管的暴露和分离(图 3-24)

(1) 气管:在切口下分离皮下组织和胸头肌,即可看到气管,用玻璃分针或刀柄钝性分离覆盖于气管表面的筋膜,使气管完全暴露。用弯止血钳或镊子在气管下穿一根 4 号丝线备用。

(2) 颈总动脉:位于气管两侧,钝性分离覆于气管上的胸骨舌骨肌和侧面斜行的胸锁乳突肌,深处可见颈动脉鞘。仔细分离鞘膜,即见搏动的颈总动脉和神经。分离出 2～3 cm 长的颈总动脉并在其下穿线备用。

25

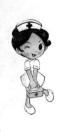

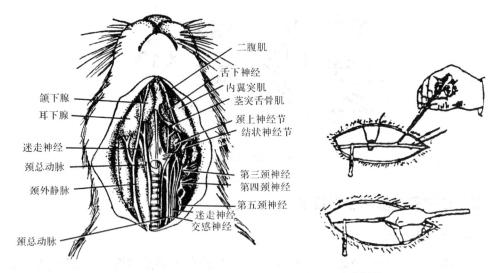

图 3-24　兔颈部气管、血管、神经分布和颈动脉插管

（3）颈外静脉：位于颈部皮下，胸锁乳突肌外缘，仔细分离 1.5～2 cm 长的颈外静脉并在其下穿线备用。

（4）颈部神经：颈总动脉旁有一束神经伴行，这束神经包含有迷走神经、交感神经和减压神经。小心分离颈动脉鞘后，仔细辨认三条神经，迷走神经最粗，交感神经次之，减压神经最细，用玻璃分针将所需神经仔细分离出 1～2 cm 并在其下穿线备用。

神经和血管都是易损伤的组织，在分离过程中要细心，动作要轻柔，以免损伤其结构与功能。不可用有齿镊子进行剥离，也不可用止血钳或镊子夹持。分离时应遵循先神经后血管、先细后粗的原则。分离较大的神经和血管时，应先用蚊式止血钳将其周围的结缔组织稍加分离，然后用大小适宜的止血钳沿分离处插入，顺神经或血管的走向逐步扩大，直至神经和血管分离出来。在分离细小的神经或血管时，要用眼科镊子或玻璃分针小心操作，需特别注意保持局部的自然解剖位置，不要把结构关系搞乱。如需切断血管分支，应采用两端结扎中间剪断的方法。分离完毕后可在神经或血管的下方穿一浸透生理盐水的丝线，备供刺激时提起或结扎之用。分离完毕后，用一块浸有温热的生理盐水纱布盖在切口组织上，以保持切口部位的湿润。

5. 气管插管术　手术前，麻醉动物（用 20％乌拉坦 1 g/kg 体重，耳缘静脉注射），仰卧位固定，备皮。用解剖刀在颈部自甲状软骨下 0.5～1 cm 处，沿中线做一长 5～7 cm 的皮肤切口，暴露胸骨舌骨肌。用血管钳插入左右胸骨舌骨肌之间，做钝性分离。分离时，血管钳不可插得太深，以免损伤小血管。将两块肌肉向两边拉开，暴露气管约 5 cm。用解剖刀或眼科剪在甲状软骨下 1 cm 处的气管两软骨环之间做一横向切口，长度约为气管周长的一半，再向头端做一小的纵向切口，使其呈"⊥"型。如气管内有血液或分泌物，先用小棉球揩尽，以保证呼吸道通畅。然后，用镊子夹住切口一角，选用适当口径"Y"形气管套管，将其斜面朝下由切口处向胸端插入气管内，再转动插管使其斜面朝上，用备用线扎牢并固定于气管上，以免脱落。

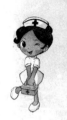

6. 颈外静脉插管术　多用于注射药物、取血、输液和中心静脉压测量。颈外静脉分布表浅,位于颈部皮下胸骨乳突肌的外缘。分离时,将皮肤的一侧切开,用手指在颈部皮肤外面向上顶起,即可看到呈暗紫红色的颈外静脉,用钝头止血钳或玻璃分针沿血管走行方向,分离静脉周围的结缔组织,在静脉下穿线备用。

（1）导管准备:选取长度适当、内径为 0.1～0.2 cm 的塑料管或硅胶管,插入端剪成斜面,另一端插入粗细适当的钝针头,针座上连接三通活塞,或连接静脉压测量装置。用盛有肝素生理盐水(20 U/ml)的注射器插入三通活塞,将肝素生理盐水充满导管,关闭活塞。

（2）插管方法:插管时先用动脉夹夹住静脉近心端,待静脉充盈后再结扎远心端,用眼科剪在静脉上靠远心端结扎处呈 45°角剪一马蹄形小口,约为管径的 1/3 或 1/2,插入导管。用穿好的备用线打一个结,取下动脉夹,将导管送入至所需的长度,如果颈外静脉用作注射、输液等,兔、狗等动物的导管一般送入 2～3 cm 即可。测量中心静脉压时,兔需插入 5 cm,此时导管口在上腔静脉近右心房入口处,可从中心静脉压检测仪中观察到液面停止下降并随呼吸明显波动,打好第二个节,并将远心端结扎线围绕导管打结使之固定。

7. 颈总动脉插管术　多用作测量动脉血压或放血。颈总动脉位于气管外侧,其腹面被胸骨舌骨肌和胸骨甲状肌所覆盖。分离两条肌肉之间的结缔组织,可见呈粉红色较粗大的血管,用手指触之有搏动感,即为颈总动脉。颈总动脉与颈部神经被结缔组织膜束在一起,称颈部血管神经束。用左手拇指和示指抓住颈皮和颈肌,以中指顶起外翻,右手持蚊式止血钳或玻璃分针,顺血管神经的走行方向分离出颈总动脉。操作时应注意颈总动脉在甲状腺附近有一较大的侧支,为甲状腺前动脉,分离时勿将其切断。分离过程中,助手须经常用生理盐水湿润手术野,并拭去附近的血液。为了便于插管或做颈总动脉加压反射等操作,颈总动脉应尽量分离得长些(大白鼠、豚鼠 2～3 cm,兔 3～4 cm,狗 4～5 cm)。

（1）导管准备:同颈外静脉导管。动物导管内充满肝素生理盐水溶液。

（2）插管方法:结扎动脉远心端,用动脉夹夹住近心端,两端的距离尽可能长。用眼科剪在靠远心端结扎线处的动脉上呈 45°角剪一小口,约为管径的 1/3 或 1/2,向心脏方向插入动脉导管。插管后用已穿好的备用线打一个结,其松紧以放开动脉夹后不致出血为度。慢慢放开动脉夹,如有出血,应将线扎得紧些,但不要太紧以免影响导管拉动。将导管送入 2～4 cm,结扎得更紧一些使导管不致脱出。用近心端的结扎线围绕导管打结使之固定。

（二）胸部剑突游离术

切开胸骨下端剑突部位的皮肤,沿腹白线向下切开 2 cm 左右。小心将剑突组织剥离,暴露出剑突软骨和剑突骨柄。挑起剑突,将剑突背部的膈肌与剑突分离少许,用蚊式止血钳夹捏剑突骨柄片刻后,用粗剪刀沿止血钳靠剑突游离端一侧剪断剑突骨柄,使剑突完全游离。此时,可观察到剑突软骨跟随膈肌收缩而自由移动。用一带线的铁钩钩住

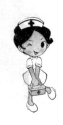

剑突软骨,线的另一端连接于张力换能器,即可通过生物信号采集系统记录动物呼吸运动。

（三）腹部手术

1. 固定和剪毛　仰卧位固定动物于手术台上,剪去耻骨联合以上腹部的被毛。

2. 皮肤切口　在耻骨联合上缘约 0.5 cm 处沿腹白线切开腹壁约 0.5 cm 的小口,用止血钳夹住切口边缘并将其提起,用手术刀柄上下划动腹壁数次(分离腹腔脏器),然后向上、向下切开腹壁层组织 3～4 cm,注意勿伤及腹腔内脏器官。

3. 肠管标本制备　取家兔十二指肠及空肠上段、回肠末段,制成长 2.4 cm 肠段,两端用线结扎,或用蛙心夹夹住标本两端,固定于浴槽中。十二指肠及空肠上段平滑肌自动节律性较高,收缩活动频繁,回肠末段平滑肌自动节律性较低,但运动曲线的基线平稳。注意制备标本时动作要轻、快,尽量减少损伤;实验中向浴槽充氧时,气泡要小并密集,尽量减少气泡对运动曲线的干扰;每项实验后,需及时更换营养液,并冲洗2～3遍。

（四）输尿管插管术

1. 麻醉和固定　手术前将动物麻醉,固定于手术台上,剪去耻骨联合以上腹部的部分被毛。

2. 皮肤切口　在耻骨联合上缘约 0.5 cm 处沿腹白线切开腹壁肌肉层组织,切口长3～4 cm。注意勿伤及腹腔内脏器官。基本方法:沿腹白线切开腹壁约 0.5 cm 小口,用止血钳夹住切口边缘并提起。用手术刀柄上下划动腹壁数次(分离腹腔脏器),然后向上、向下切开腹壁层组织 3～4 cm。

3. 分离和插管　寻找膀胱(如膀胱充盈,可用 50 ml 的注射器将尿液抽出),将其翻移至腹外,寻找到输尿管进入膀胱背侧的部位(即膀胱三角)后,细心地用玻璃分针分离出一侧输尿管。在输尿管靠近膀胱处用丝线扣一松结备用,离此约 2 cm 处的输尿管正下方穿 1 根线备用。用弯头小镊或小指托起输尿管,用眼科剪剪开输尿管(约输尿管管径的 1/2),用镊子夹住切口的一角,向肾脏方向插入输尿管导管(事先充满生理盐水),用丝线的切口处前后结扎固定,防止导管滑脱,平放输尿导管,直到见导管出口处有尿液慢慢流出。插管要轻,防止出血。

4. 切口处理　用温热(38 ℃左右)生理盐水纱布覆盖腹部切口,以保持腹腔的温度。如果需要长时间收集尿样本,则应关闭腹腔。可用皮肤钳夹住腹腔切口(双侧)关闭腹腔或者采用缝合方式关闭腹腔。

（五）股部手术

股部手术是为了分离股动、静脉并进行插管,多用于放血、输血、输液及注射药物。其步骤如下:

1. 仰卧固定动物,在股三角区剪毛。

2. 用手触摸股动脉搏动,辨明动脉走向。在该处做局部麻醉后,沿动脉走行方向在

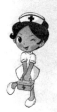

皮肤上切 3～5 cm 长的口。

3. 用血管钳分离皮下组织及筋膜,即看到股动、静脉和神经。三者的位置由外向内依次为股神经、股动脉、股静脉。股动脉在中间偏后,恰被股神经和股静脉所遮盖。

4. 用蚊式钳小心分离出股神经,然后再分离股动脉与股静脉之间的结缔组织,注意勿损伤血管小分支,分离出 2～3 cm 长的股动脉或股静脉。

5. 分别在远心端结扎血管,并用动脉夹夹闭近心端血管。在动脉夹后穿线,以备固定插管用。用眼科剪朝心脏方向将血管剪一小口(剪口尽量靠近远端),然后用一连有注射器的塑料插管,从剪口处沿向心方向插入血管内。注意插入时,管尖端与血管保持平行,勿使尖端戳破血管。插入 2～3 cm 后,用结扎线固定。

三、常用的手术器械

在动物实验中所使用的手术器械基本上与人用外科手术器械相同,但也有些外科器械是专用于动物手术的。现将动物实验常用的手术器械及其用法简介如下:

(一)手术刀

主要用于切开和解剖组织。可根据手术部位与性质,更换大小不同的刀片。手术刀片有圆、尖、弯刃及大、小、长、短之分。手术刀柄也有大小及长短之分。另有一类手术刀柄与刀片连在一起的,也有圆刃、尖头及眼科手术刀(柳叶刀)之分。常用的执刀方法有四种(图 3 - 25),其中执弓式和执笔式应用最多。

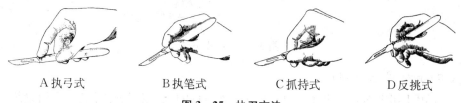

A 执弓式　　　　B 执笔式　　　　C 抓持式　　　　D 反挑式

图 3 - 25　执刀方法

1. 执弓式　为最常用的一种执刀方式,动作范围广而灵活,用于腹部、颈部或股部的皮肤切口。

2. 执笔式　用于切割短小的切口,用力轻柔而操作精确,如解剖血管、神经,做腹膜小切口等。

3. 抓持式　用于切割范围较广、用力较大的切开,如切开较长的皮肤切口。

4. 反挑式　用于向上挑开,以免损伤深部组织。

(二)剪刀

1. 手术剪　主要用于剪皮肤或肌肉等粗软组织。此外也可用来分离组织,即利用剪刀的尖端插入组织间隙,分离无大血管的结缔组织等。手术剪分尖头剪和钝头剪,其尖端有直、弯之别。此外还有小型的眼科剪,主要用于剪血管或神经等柔软组织,眼科剪也有直头与弯头之分,正确的执剪姿势如图 3 - 26 所示,用拇指与无名指持剪,示指置于手术剪上方。

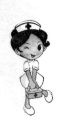

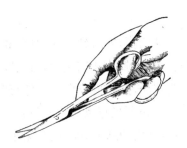

图 3-26　执剪姿势图

2. 粗剪刀　用于蛙类实验中的剪骨、肌肉和皮肤等粗硬组织。

（三）手术镊

主要用于夹住或提起组织，以便于剥离、剪断或缝合。手术镊分有齿和无齿两种，并且长短不一。有齿镊用于夹持较坚韧的组织，如皮肤、筋膜、肌膜等。无齿镊用于夹持软脆弱的组织，如血管、神经、黏膜等。正确的执镊方法如图 3-27，即以拇指对示指和中指，轻、稳和用力适当地把持组织。

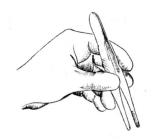

图 3-27　执镊方法

（四）血管钳（止血钳）

主要用于钳夹血管或出血点，以达到止血的目的，也用于分离组织、牵引缝线、拔出缝针等。执血管钳的姿势与执手术剪姿势相同（图 3-28、图 3-29）。

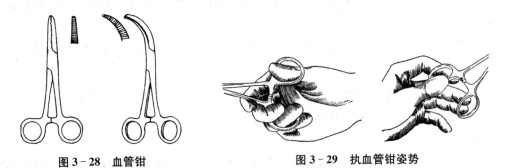

图 3-28　血管钳　　　　　　　　　图 3-29　执血管钳姿势

（五）组织钳

组织钳又称鼠齿钳、Allis 钳（图 3-30），头端有一排细齿，弹性较好，用于夹持皮肤、筋膜或即将被切除的组织器官。

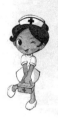

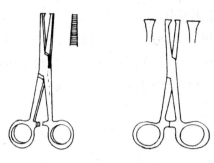

图 3‑30　组织钳

（六）持针钳

其基本结构与血管钳相似，但前端较短粗，钳叶内有交叉齿纹，可使夹持缝合针稳定，在缝合时不易滑脱（图 3‑31）。持针钳除用于夹持缝合针外，有时也用于器械打结。

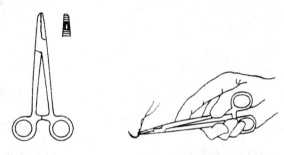

图 3‑31　持针钳及持法

（七）缝合针和缝线

常用缝合针分直针和弯针两类，弯针按针尖横断面的形状又分为角针和圆针（图 3‑32）。角针针尖截面呈三角形（三刃形），针体截面为圆形（或方形），用以缝合皮肤、韧带、瘢痕等组织。圆针针尖及针体的截面为圆形，主要用于内脏及深层组织的缝合。缝线分为可被组织吸收和不可被组织吸收两大类，根据其原料来源分为自然纤维和人工合成纤维两类。动物实验常用的缝合线有桑蚕丝线、棉线和尼龙线。

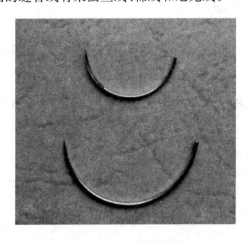

图 3‑32　弯型缝合针

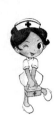

（八）蛙心夹、蛙板和金属探针

蛙心夹使用时一端夹住心尖，另一端借缚线连于杠杆，以进行心脏活动的描记。蛙板是一为 20 cm×15 cm 的木板，用于固定蛙类动物，使用时可用大头针将蛙腿钉在板上，以便进行实验（图 3‑33A）。金属探针是专门用来毁坏蛙类脑和脊髓的器械，分为针柄和针部（图 3‑33B）。

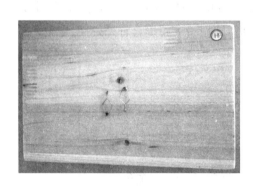
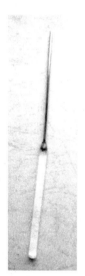

图 3‑33A　蛙心夹、蛙板　　　　　图 3‑33B　金属探针

（九）气管插管、动脉夹和玻璃分针

气管插管是急性动物实验时插入气管，用以保证呼吸畅通。动脉夹是用于阻断动脉血流的夹子。玻璃分针是专用于分离神经与血管等组织的，有直头与弯头两种，尖端圆滑（图 3‑34）。

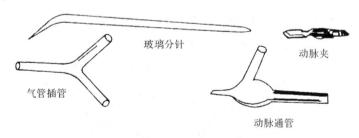

玻璃分针

气管插管

动脉夹

动脉通管

图 3‑34　玻璃分针、动脉夹、气管插管、动脉通管

（十）血管插管

动脉插管在急性动物实验时插入动脉，在哺乳类动物实验中，另一端接张力换能器，以记录血压，插管腔内不可有气泡，以免影响结果。静脉插管还可用于向动物体内注射药物和输液。

（十一）锌铜弓

锌铜弓又名 galvani，是由铜条和锌条组成两臂，用锡在两者一端焊接而成（图 3‑

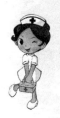

35）。应用时,叉子的两臂形成了短路的、原始的 volca 电池的两个电极,被刺激的组织作为电解质。在解剖标本时,常用它对神经肌肉标本施加刺激,从而检查其兴奋性,或以它来刺激神经以判断神经的哪一个分支通到哪块肌肉。

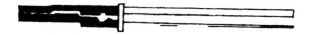

图 3－35 锌铜弓

各种手术器械使用结束后,都应及时清洗。齿间、轴节间的血迹和污物应用小细刷在水中擦洗,再用干布擦干,忌用火焰烘干或作重击用,以免镀镍层剥脱生锈。久置不用的金属器械还需擦油剂加以保护。

表 3－2　常用生理溶液的配法和用途

试剂名称、剂量	任氏液	乐氏液	台氏液	生理盐水	
	用于两栖类	用于哺乳类	用于哺乳类（小肠）	两栖类	哺乳类
氯化钠（g）	6.50	9.20	8.00	6.50	9.00
氯化钾（g）	0.14	0.42	0.20		
氯化钙（g）	0.12	0.24	0.20		
碳酸氢钠（g）	0.20	0.1～0.3	1.00		
磷酸二氢钠（g）	0.01		0.05		
氯化镁（g）		0.10			
葡萄糖（g）	2.0(可不加)	1～2.5	1.00		
蒸馏水加至（ml）	1 000	1 000	1 000	1 000	1 000

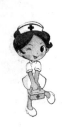

第四章 实训常用仪器

药理学是一门实践性很强的学科,实验仪器是药理学实验研究的重要工具。通过实验,同学们可以验证药物的药理作用、毒理作用,以加深对药物治疗作用和不良反应的理解。同时,可开展创新研究,培养学生的创新思维,为今后的研究工作奠定基础。

一、生物信号采集系统

(一)BL-420 生物信号采集系统

BL-420 生物信号采集系统是配置在计算机上的 4 通道生物信号采集、放大、显示、记录和分析系统,以中文 Windows 操作平台为基础,操作直观而简捷。主要有 IBM 兼容微机,Biolap420 生物信号采集、放大硬卡,Biolap98 生物信号显示与处理软件三部分组成(图 4-1)。

名称	功能	备注
标题条	显示Biolap98软件的名称以及实验标题	
菜单条	显示所有的顶层菜单项,您可以选择其中的某一菜单项以弹出其子菜单。最底层的菜单项代表一条命令。	
工具条	一些常用命令的图形表示集合,它们使常用命令的使用变得方便与直观	
控制、信息区切换按钮	切换控制区和信息区	控制区和信息区占据屏幕左边相同的区域
时间显示窗口	显示记录数据的时间	在数据记录和反演时显示
生物信号显示窗口	显示生物信号的原始波形或数据处理后的波形,每一个显示窗口对应一个实验采样通道	
控制区及信息区	控制区用于调节实验参数,信息区用于显示实验数据测量结果	控制区和信息区采用分时复用技术使用相同屏幕资源
数据查找滚动条	用于实时实验和反演时快速数据查找和定位	BL-410新增功能
四个数据反演相关功能按钮	用于反演时进行数据剪辑、图形剪辑以及波形的横向扩展和压缩	BL-410新增功能
状态条	显示当前系统命令的执行状态或一些提示信息	
设置刺激器参数对话框	设置刺激器参数	反演时消失

图 4-1　BL-420软件主界面部分功能一览表

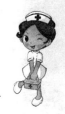

实验的一般操作步骤：

（1）运行 BL－420 生物信号采集系统：在 Windows 系统下双击图标（图4－2），即可进入操作系统。在实验系统面板上随意单击一下，进入系统主界面（图4－3）。

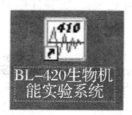

图4－2　BL－420 生物信号采集系统图标

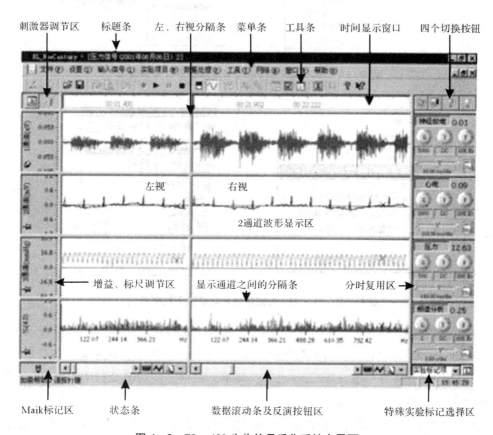

图4－3　BL－420 生物信号采集系统主界面

（2）顶级菜单选项：在顶级菜单条上共有10个选项，分别是文件、编辑、显示方式、输入信号、实验项目、定标、刺激、数据处理、打印及帮助（图4－4）。

| 文件(F) | 编辑(E) | 显示方式(D) | 输入信号(I) | 实验项目(M) | 定标(A) | 刺激(E) | 数据处理(P) | 打印(N) | 帮助(H) |

图4－4　BL－420 生物信号采集系统菜单选项

第一步：单击输入信号，弹出下拉菜单。显示有通道1、通道2、通道3、通道4四个子

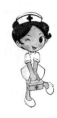

菜单,可根据需要选择可输入信号的种类。

第二步:单击实验项目,弹出下拉菜单。可根据实验选择固定配套的使用项目。

第三步:单击编辑,弹出下拉菜单。编辑菜单中包括复制、粘贴、显示编辑项、实验标记编辑、实验人员名单编辑、实验标题编辑、实验数据编辑等项,可根据实验内容进行具体编辑。

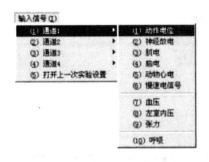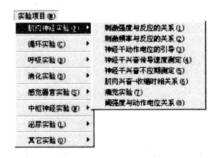

图 4‑5A BL‑420 生物信号采集系统下拉菜单选项

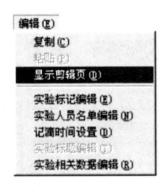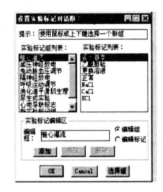

图 4‑5B BL‑420 生物信号采集系统下拉菜单选项

(3)观察与记录:在实验中的观察与记录,可选择工具条上图形按钮来进行。根据实验需要,可选择系统复位、自动回零、数据记录、启动波形显示、暂停波形显示等命令。

(4)数据的打印:单击"打印",弹出下拉菜单。根据实验情况及打印要求,单击子菜单相关内容,完成后即可打印。

(5)实验参数设定和实验数据显示:通过控制区和信息区切换来实现实验参数设定和实验数据显示,两者不能同时出现在屏幕上。当调节好实验参数后,可以切换到信息区,同时观察 4 个通道的结果。

(6)数据编辑:对保存好的实验数据进行编辑,可通过图形编辑和数据编辑的功能,删除无用数据,保留有用数据。将有效图形剪贴到 Windows 系统下的其他文件中,为实验报告的撰写提供方便。

(二)Pclab 生物信号采集处理系统

Pclab 生物信号采集处理系统是国内应用较早的与 Windows 兼容的生物信号采集

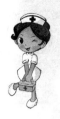

处理系统,是应用大规模集成电路和计算机硬件与软件技术开发的用于机能学实验的生物信号检测、记录和分析的实验系统。

1. Pclab 系统的组成　Pclab 生物信号采集处理系统由硬件与软件两大部分组成。硬件由 NSA - Ⅳ 数据采集卡、四道生物信号程控放大器和程控刺激器组成,主要完成对各种生物电信号(如心电、肌电、脑电)和非电生物信号(如血压、呼吸、张力)的调理、放大,进而对信号进行模/数(A/D)转换,使之进入计算机。软件与 Windows 兼容,共享 Windows 的其他资源,主要完成对信号采集系统各部分的控制和对已经数字化的生物信号进行显示、记录、存储、处理、数据共享及打印输出(图 4 - 6)。

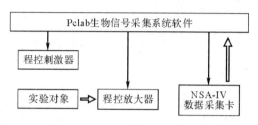

图 4 - 6　Pclab 生物信号采集系统组成简图

2. Pclab 生物信号采集系统的软件窗口界面　Pclab 生物信号采集系统的软件窗口(图 4 - 7A、B)可划分为 6 个功能区:

(1) 菜单栏:用于根据操作功能不同,分类选择操作。

(2) 工具栏:位于菜单栏的下方,提供仪器基本功能的快捷按钮。

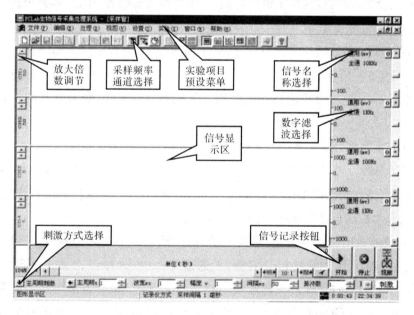

图 4 - 7A　Pclab 软件窗口界面

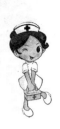

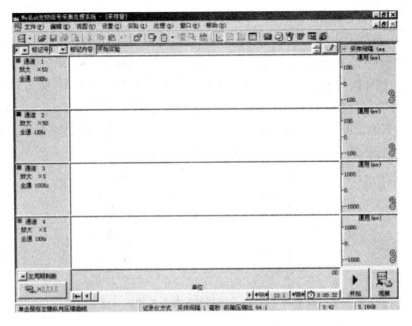

图 4-7B PcLab 软件窗口界面

（3）数据显示区：该区在窗口中央，实验数据显示于该区域。采样时动态显示信号波形，处理时静态显示波形曲线，并可人为选定一部分波形作进一步分析处理。

（4）标尺及处理区：该区位于窗口右侧，显示采样通道内容、单位等，并可进行采集信号的压缩、扩展，定标操作等。

（5）信号调节区：该区位于窗口左侧，显示通道号，实时控制放大器硬件。放大倍数调节可选用上、下三角键。

（6）刺激器：在此界面可进行程控刺激器的刺激启动开关、刺激参数的设置和实时调整。

3. Pclab 生物信号采集系统的使用

（1）仪器参数设置：仪器参数的快捷设置方法是在软件窗口界面的"实验"菜单选择所需实验项目，或在"文件"菜单中选择"打开配置"菜单，选择实验项目配置文件，系统将自动设置仪器参数满足该实验项目所要求的状态。

仪器参数的通用设置方法是：①通道选择：一般通道的使用原则是：3 通道推荐做心电类实验。张力、压力类慢信号实验，无通道选择要求（即：1、2、3、4 通道都可以使用）。4 通道为两用通道，在放大器面板上按下"R←S"按钮，4 通道可用做刺激器波形显示通道，此时外部信号无法输入；抬起"R←S"按钮，4 通道即作为正常采样通道使用。②交直流（AC/DC）耦合：位于输入通道的上方，按钮抬起为 DC（直流状态），按钮按下为 AC（交流状态）。③采样条件设置：在"设置"菜单中选择"采样条件设置"，即可打开窗口，如图 4-8 所示。选择信号输入通道；在显示模式选择项中选择"记忆示波"

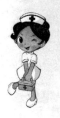

（快信号）和"连续记录"（慢信号）；根据输入信号的最高频率选择采样频率（采样间隔），高频生物电信号一般选择 $10\sim100\ \mu s$ 采样频率，低频生物电信号一般选择 $0.5\sim2\ \mu s$ 采样频率；选择触发方式。④信号名称选择：在采样条件设置完成后，根据输入信号的类型，在窗口界面右侧对应的通道点击"通用"，弹出菜单选择信号类型。⑤放大倍数设置：在软件窗口界面的左侧，点击双三角键增减放大倍数。⑥零点设置：采样停止后，在"设置"菜单中选择"零点设置"。

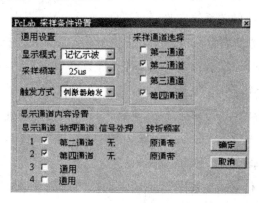

图 4-8 Pclab 采样条件设置窗口

（2）刺激器的功能及设置：根据不同实验项目的要求，可选择不同的刺激模式。常用的刺激模式有单刺激、串刺激、主周期刺激、自动间隔调节、自动幅度调节、自动波宽调节、自动频率调节等（图 4-9）。

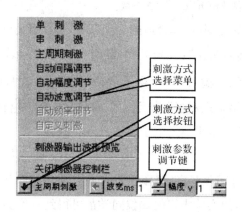

图 4-9 Pclab 刺激器刺激方式选择

①单刺激：输出单个方波刺激。

②串刺激：相当于普通刺激器的复刺激，但刺激的持续时间由程序控制，启动串刺激后到达串长的时间，刺激器自动停止刺激输出。

③主周期刺激：此刺激方式将几个刺激脉冲组成一个周期。主周期即每个周期所需要的时间；周期数即重复每一个周期的次数（也即主周期数）。

④自动间隔调节：在主周期刺激的基础上增加脉冲间隔的自动增减，默认的脉冲数

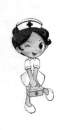

为 2，主要用于不应期的测定。

⑤自动幅度调节：在主周期刺激的基础上增加脉冲幅度的自动增减，主要用于阈强度的测定。

⑥自动波宽调节：在主周期刺激的基础上增加脉冲波宽的自动增减，主要用于时间-强度曲线的测定。

⑦自动频率调节：在串刺激的基础上增加频率的自动增减，主要用于单收缩强直收缩、膈肌张力与刺激频率的关系等实验。

4. 实验标记　为方便数据分析，Pclab 提供了动态添加实验标记的功能。

（1）添加实验标记：在认为需要添加标记时，只需单击标记按钮，就会在时间轴（X轴）上按顺序号添加一个标记。

（2）实验标记内容的编辑：采样开始，实验人员可实时添加标记内容，并点击标记按钮随时送到时间轴上。

5. 实验数据的编辑、处理及打印输出

（1）Pclab 数据文件名：启动采样，系统自动在当前目录（默认为 C：\program files\Pclab）下生成一个 Tempfile. add 的临时文件，此文件将所有本次采集数据全部保留，保证不丢失数据。暂停采样后再次启动，数据向后接续，连续保存。结束采样后，可另存为其他文件名。

（2）文件的打开与编辑：Pclab 系统可以在不采样时静态打开已存盘文件，并进行编辑、测量和观察处理，方法与 Office 程序一致。

（3）采样数据的计算处理：选择合适的处理名称，选择合适的在线测量间隔；在"快捷工具栏"上按下"▦ 在线测量钮"；开始采样，此时在"结果显示控制区"中即可显示处理结果。若想将数据处理结果输入 Pclab 电子表格，可按下"▦ 处理结果入表钮"；按"🔍 结果提示钮"即可显示"结果提示窗"，便于远距离观察。按"▦ 在线图表窗钮"即可显示"在线图表窗"，自动将测量结果填入电子表格。

（4）数据的打印：选择一段或多段（每次限 20 段）数据，"快捷工具栏"上按下"🔍 打印预览钮"，显示 Pclab 打印预览窗，选择合适的参数，即可打印输出。Pclab 具有打印多份相同图形数据的功能，使实验小组的每位同学都可得到一份实验报告。

二、752 分光光度计

（一）概述

752 分光光度计为单光束紫外光栅分光光度计，其波长范围在 $200 \sim 800$ nm，适合测定 $10^{-2} \sim 10^{-6}$ mol/L 的稀溶液。

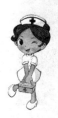

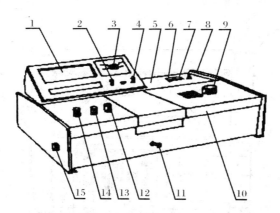

1. 数字显示器；2. 吸光度调节旋钮；3. 选择开关；4. 浓度旋钮；5. 光源室；6. 电源室；7. 氢灯电源开关；8. 氢灯触发按钮；9. 波长手轮；10. 波长刻度窗；11. 试样架拉手；12. 100％T 旋钮；13. 0％T 旋钮；14. 灵敏度旋钮；15. 干燥器

图 4-10　752 分光光度计

（二）使用方法

1. 打开电源开关，钨灯点亮，使仪器预热 30 分钟。若需测紫外光则打开"氢灯"开关，再按氢灯触发按钮，氢灯点亮，预热 30 分钟后使用。

2. 选择灵敏度旋钮调到"1"挡（放大倍数最小）。

3. 将选择开关置于"T"。

4. 打开试样室盖（光门自动关闭），调节 0％旋钮，使数字显示为"000.0"。

5. 调节波长旋钮，选择所需测的波长。

6. 将盛有参比溶液和待测溶液的比色皿放入比色皿座中，盖上样品室盖，使光路通过参比溶液比色皿，调节透光率旋钮，使数字显示为"100.0％"（T）。若显示不到"100.0％"（T）时，可适当增加灵敏度的挡数，同时重复"4"，调节仪器为"000.0"，然后将被测溶液置于光路中，数字显示值即为被测溶液的透光率。

7. 若不需测透光率，仪器显示"100.0％"（T）后，将选择开关调至"A"，调节吸光度旋钮，使数字显示为"000.0"，再将被测溶液置于光路中，则可显示出相应的浓度值。

8. 测定完毕，关闭电源，取出比色皿，用去离子水清洗比色皿并晾干。

三、离心机

（一）概述

离心机又称沉淀仪器，具有分离、浓缩、提纯和分析等功能，是药学实验和科学研究的常用设备。

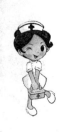

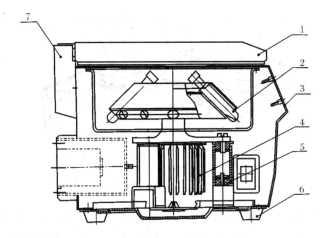

1. 门盖组件；2. 转头系统；3. 机壳组件；4. 电机组件；5. 减震系统；6. 垫脚；7. 铰链

图 4－11　离心机结构示意图

（二）使用方法

1. 打开电源开关，使离心机处于可使用状态。

2. 打开离心机盖，将平衡好的离心管对位放置。

3. 按实验要求设定离心转速、离心时间和离心温度。

4. 按动离心机启动按钮，开始离心。

5. 离心结束后，等离心机完全停止后，打开离心机盖，取出离心管。

6. 擦去离心腔内的水珠，以及转头上的液体。

7. 盖好离心机盖，关闭离心机电源开关，离心结束。

四、换能器

机体内有很多生理活动是以非电量的形式表现的，需将其转换为电量信号，才能进行显示和记录。传感器或换能器（transducer）是将机械能、化学能、光能等非电量形式的能量转换为电能的仪器。在药理学实验中换能器能将机体在生理或病理情况下的体温、血压、呼吸流量、脉搏等非电量生物信号转换成电量信号并输入相关仪器（如计算机生物信号采集处理系统等），加以处理和分析。

常用的换能器有张力换能器（机械－电换能器，图 4－12）和压力换能器（图 4－13）。这两种换能器都是根据导电材料在受力变形时，材料电阻率发生变化或其几何尺寸变化使电阻改变的原理制成的。

（一）张力换能器

张力换能器是指能将各种张力转换为电信号的换能器。使用时，先将肌肉的一端固定，另一端按肌肉自然长度悬于张力换能器的受力点上，然后将换能器的输出记录仪与前置放大器相接。

张力换能器有多种规格，根据被测量张力的大小选用合适量程的换能器，常用的规

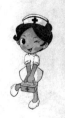

格有 5 g、10 g、50 g 和 100 g,测量动物心肌、平滑肌及骨骼肌收缩变化等的换能器量程一般为 0~30 g。

（二）压力换能器

压力换能器是指通过压力装置,采用平衡电桥原理将压力波的信号如血压、呼吸道气压等转换成电信号的换能器。

压力换能器根据测量对象的不同又可分为血压换能器和呼吸换能器两种。血压换能器用于测量高的压力(-50~360 mmHg),呼吸换能器用于测量低的压力(-10~50 mmHg),实验中压力换能器常用于测量动物心室内压、动脉血压、静脉血压、腔内压等。

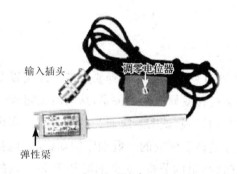

图 4-12　张力换能器

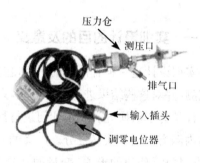

图 4-13　血压换能器

（三）换能器使用注意事项

1. 使用时不能用手牵拉悬梁臂和超量加载,否则将损坏换能器。使用时张力换能器的悬梁臂系线应与被测组织垂直。压力换能器应水平安放,与被测动物处于同一水平位置。

2. 张力换能器内部没有经过防水处理,所以使用时应注意防止水进入换能器内部,以免造成电路短路,损坏换能器。

3. 使用压力换能器时应轻拿轻放,严禁用注射器从侧管向闭合测压管道内推注液体,不要碰撞,以防换能器内部的应变丝和应变架发生断丝或变形。压力换能器的测量管道系统内不能留有气泡,以免影响记录的波形。

4. 向张力或压力换能器施加的张力或压力不能超过其规定的量程范围,大于极限的张力或压力,换能器的弹性膜片将不能恢复其形变,造成换能器损坏。

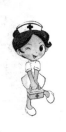
第五章 实训设计

一、实训设计的目的及意义

实训设计是一种有计划的研究,包括一系列有意图性的对过程要素进行改变以及效果观测,并对这些结果进行统计分析,以便确定过程变异之间的关系,从而改变过程。实训设计是为了给研究者展示如何进行科学研究的概貌,试图解决研究的全过程。实训设计的内涵有广义和狭义之分。广义的实训设计是科学研究的一般程序的知识,它包括从问题的提出、假说的形成、变量的选择等一直到结果的分析、论文的写作等一系列的内容。狭义的实训设计是实施实验处理的一个计划方案以及与计划方案有关的统计分析。狭义的实训设计着重解决的是从如何建立假说到作出结论这一段。

学生自行设计的药理学实验是根据已掌握的理论知识和技能,经过逻辑推理,拟出在课程时间范围内、实际条件允许下、主要以动物为对象的实验方法,来验证某一问题,以初步掌握实训设计原则,提高教学质量。

二、实训设计的基本程序

实验研究的基本程序包括立题、设计、预备实验、正式实验、实验资料的收集整理、统计分析、总结和完成论文等环节。

（一）立题

立题又称选题,即确定所要研究的课题,是实训设计的前提。决定科研方向和总体内容。立题的过程是创造性的思维过程。一个好的立题应该具备五性,即目的性、科学性、先进性、可行性和创新性。

1. 立题的原则

（1）目的性:是指选题应明确、具体地提出需要解决的问题,必须具有明确的理论或实践意义。

（2）科学性:是指选题应有充分的科学依据,与已证实的科学理论和科学规律相符合,而非毫无根据的胡思乱想。选题的科学性包括对国内、外研究现状和发展趋势的了解程度,是否有足够的论据,分析、判断、推理是否合乎逻辑等。

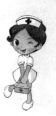

（3）先进性：是指选题对已知的规律有所发现和创新。

（4）可行性：指选题时应充分考虑实验者已具备的主、客观条件，包括实验者的学术水平、技术水平和实验条件以及研究基础。切勿盲目地求大、求全和求新，最终只能纸上谈兵，导致实验无法实施。

（5）创新性：是科学研究的灵魂，是指发现新的规律和现象，提出新见解、新技术、新理论、新方法，或对原有的规律、技术和方法进行修改、补充。没有新意的课题毫无价值。

立题的过程是一个创造性思维的过程。它需要查阅大量的文献资料及实验资料，了解前人及别人对有关课题已作的工作、近年来已取得的成果和存在的问题，找出要探索的课题关键所在，提出新的构思或假说，从而确定研究的课题。

2. 假说的建立　假说是预先假定的答案或解释，也是实验的预期结果。科学的假说是对有关事物现象的原因、性质或规律的推测性说明，其建立需要运用对立统一的观点进行类比、归纳和演绎等一系列逻辑推理过程。假说的特性包括以下三点：

（1）假定性：假说只是一种科学预见和主观推测，并非客观事实本身。假说不是经过实验证明的学说或原理，所以，研究者切不可将假说变成主观臆断而导致实验中出现主观偏向，更不能强求实验结果服从自己的假说而对实验数据任意取舍或修改。

（2）科学性：假说应该符合科学规律，应在前人科学学说的基础上或本人科学研究的基础上进行推论，并符合逻辑思维和辩证思维的规律。

（3）可变性：假说不等于学说，主观的理论推测也不等于客观事实本身。经过科学实验验证后，假说可能是正确的，可能部分正确或部分错误，甚至完全错误。因此，假说在验证过程中的变化是常有的，是允许的。研究者在建立假说的过程中根据研究结果适时修改、补充自己的假说甚至推翻原有的假说，重新建立新的假说并验证，经过不断地实践、验证，使假说上升为结论、原理或学说。

（二）实训设计

实训设计是根据立题而提出的实验方法和实验步骤，它是完成课题的实验方案。包括实验材料和对象的选择、实验的例数和分组、技术路线和观察指标、数据的收集和处理方法等。是实验过程的依据、数据处理的前提，是提高实验研究质量的保证。

实训设计的任务是有效地控制干扰因素，保证实验数据的可靠性和精确性；节省人、物力、财力和时间；尽量安排多因素、多剂量、多指标的实验，提高实验效率。实训设计包括三大要素和三大原则。

（三）预备实验和正式实验

预备实验是对所选课题进行初步实验，预备实验可为立题和设计提供依据，从而为正式实验提供补充、修改和经验，是完备实训设计和保证研究成功的必不可少的重要环节。通过预备实验可熟悉实验技术，修正实验动物的种类和例数，改进实验方法和指标，调整处理因素的强度和确定用药剂量等。正式实验是按照预备实验确定的步骤和方案进行的完整的实验，必须严肃认真地操作，熟练掌握实验方法，仔细观察实验过程中出现

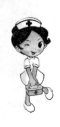

的现象并进行思考,做好原始记录,经分析属于错误的操作或不合理的结果应重做实验。

（四）实训资料的收集整理和统计分析

实验资料是指实验过程中产生的原始文字、数字、图表、照片等,将这些资料进行归纳、整理,计算出各组数据的均值、标准差或率等,制成统计表或统计图,并做相应的统计学显著性检验或计算某些特征参数。

（五）研究结论

科学研究经过实训设计、实验观察、数据处理后,就可得出研究结论并进行总结,写出研究论文。研究结论要回答原先的实验设想是否正确,从而对所提出的问题作出解答。研究结论是从实验结果概括或归纳出来的判断,内容要严谨、精炼、准确。

三、实训设计的三大要素

实训设计包括三个基本要素:即处理因素、受试对象和实验效应,见表5-1。

表5-1 实训设计三大要素举例

处理因素	受试对象	实验效应
铜绿假单胞菌	家兔	角膜炎模型的建立
雌二醇	豚鼠	心肌细胞L-钙通道的抑制作用
电刺激	大鼠	脑梗死运动功能的影响
缩宫素	小鼠	子宫平滑肌活动的影响
氨氯地平	高血压病人	左心室舒张功能的影响

（一）处理因素

处理因素是指对实验对象施加的某种外部干预。主要包括:①物理因素,如电刺激、射线、温度、外伤、手术等;②化学因素,如药物、毒物、营养物、缺氧等;③生物因素,如细菌、真菌、病毒、寄生虫等。处理实验对象的目的有两个方面:一是复制人类疾病的动物模型,观察其发病机制;二是进行实验治疗,观察动物或其他治疗手段的疗效。

1. 人类疾病动物模型的复制 人类疾病的动物模型包括整体动物、离体器官、组织细胞、教学模型等。在复制动物模型时,一般应遵守以下原则。

（1）相似性原则:即复制的模型尽可能近似人类疾病。最好是找到与人类疾病相似的动物自发性疾病。如有一种大鼠会自发产生高血压,称为原发性高血压病大鼠（SHR）。猪有自发性动脉硬化,用它来研究人类的高血压或动脉硬化则比较理想。但动物与人相似的自发性疾病模型不多见,往往需要人为地在动物身上复制。

（2）重复性原则:即复制模型的方法要标准化,使疾病模型可以重复复制。为此,选择的动物、实验方法、使用的仪器和环境因素应力求一致,即有一个标准化的模型复制方法。

（3）实用性原则:即复制的方法尽量做到经济易行。如灵长类动物在相似性上最好,但价格昂贵,如果能用中小动物（家兔、大鼠、小鼠）复制出类似人类疾病模型,则更为实

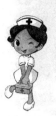

用可行。

2. 疾病处理和实验治疗 给予药物治疗和观察治疗效果是实验的一个重要方面。在设计时可分为两类。

(1) 单因素设计：是指给一种处理因素(如药物)，观察处理前后的变化，便于分析，但花费较大。

(2) 多因素设计：是指给几种处理因素同时观察，用析因分析法进行设计，能节省经费和时间。

确定处理因素要注意：①要抓住实验的主要因素，根据所提出的假设、目的，确定是单因素或多因素。一次实验的处理因素不宜过多，否则会导致分组过多、受试对象增多，实验时难以控制。而处理因素过少，又难以提高实验广度、深度和效率。②要确定处理因素的强度，即因素的量的大小，如电刺激的强度、药物的剂量等。同一因素有时可以设置几个不同的强度，如一种药可设高、中、低剂量。③要注意处理因素的标准化，处理因素在整个实验过程中应保持不变，否则会影响实验结果的评价，如电刺激的强度、药物的质量等应分别保持前后一致。④要重视非处理因素的控制，非处理因素即干扰因素会影响实验结果，应加以控制，如离体实验的恒温、恒压，动物的年龄、性别、饲养环境，病人的病种、病情轻重、病程缓急等。

（二）实验对象

包括动物和人。尽管科学技术的发展，如无损伤技术、遥控技术和微量技术等现代化检测技术，使得某些实验可以在人体上直接进行，但基于人道和安全等因素，主要的实验对象是动物，选择合适的实验动物对实验的成功具有重要的意义。

1. 实验动物 在选择实验动物时要注意以下几点：

(1) 选择生物学特征接近于人类而又经济易得的动物，灵长类动物最接近人，但价格昂贵，较少采用。有时实验需用大型动物完成，可选用犬、羊等。一般常选择的实验动物为家兔、大鼠、小鼠等，它们适合医学研究而价格相对较便宜。

(2) 根据实验要求选择动物的品种和纯度，其中以纯种动物为佳，且应是健康和营养良好的动物。

(3) 动物年龄、体重、性别的一致性，一般选择发育成熟的年幼动物，对性别要求不高的实验可雌雄混用，但分组时应雌雄搭配。与性别有关的实验，只能用某种性别的动物。

2. 人 包括病人和健康受试者。对于病人应已经诊断明确。受试者应依从性好(如能按时用药)，能真实反映主观感受(如治疗后症状的改变)，尽量减少退出实验的可能性。人体实验常常涉及道德和法律问题。1946年《赫尔辛基宣言》中规定了人体实验的四条道德原则：一是医学目的的原则；二是维护受试者利益原则；三是知情同意原则；四是实验对照原则。

（三）实验效应

被试因素作用于受试对象引起的实验效应或反应，总是通过具体实验指标来反映

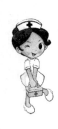

的,因此,必须正确选定效应指标,这与实验方法有关。

1. 实验方法 按性质可分为机能学方法、形态学方法等;按学科可分为生理学、生物化学、生物物理学、免疫学和毒理学等方法;按范围可分为整体综合法(清醒动物、麻醉动物、病理模型动物的方法)、局部分析法等;按水平可分为整体、器官、细胞、亚细胞、分子、量子水平等;按时间可分为急性和慢性实验等。通常则大致分为在体实验和离体实验。

2. 观察指标 是指在实验观察中用于反映研究对象中某些可被检测仪器或研究者感知的特征或现象标志。主要包括计数指标(定性指标)和计量指标(定量指标),主观指标和客观指标等。指标的选定需符合以下原则:

(1)特异性:指标能特异地反映某一特定的现象而不至于与其他现象相混淆。如研究高血压病中常用舒张压作为特异指标;血气分析中的血氧分压和二氧化碳分压可作为呼吸衰竭的特异指标。特异性低的指标容易造成"假阳性"。

(2)客观性:应避免受主观因素干扰造成较大误差。最好选用各种仪器检测的客观指标,如心电图、脑电图、血气分析、生化检测等。由仪器报告定量的数据,不受主观因素影响。而主观指标(如肝、脾触诊)易受主观因素影响,造成误差较大。疼痛、饥饿、疲倦、全身不适、咳嗽等感觉性指标由于个体差异的原因,其客观性、准确性较差。

(3)重现性:在相同条件下指标所测的结果可以重现。重现性高的指标一般意味着偏性小,误差小,能较真实地反映实际情况。为了提高重现性,需注意仪器的稳定性,减少操作的误差,控制动物的机能状态和实验环境条件。在注意到上述条件的情况下,重现性仍然很小,说明这个指标不稳定,不宜采用。

(4)灵敏性:指标反映处理因素带来的变化的灵敏程度,最好选用灵敏性高的指标。它是由实验方法和仪器的灵敏度共同决定的。如果灵敏性差,对已经发生的变化不能及时检测出来,或造成"假阴性"结果。

(5)可行性:指研究者的技术水平和实验室的设备条件能够完成本实验指标的测定。

(6)认可性:指经典的或公认的实验测定方法,必须有文献依据。如果是自己创立的指标必须经过专门的实验鉴定,方能获得学术界的认可。

四、实训设计的基本原则

实训设计应遵循三大原则,即对照、随机和重复原则。

(一) 对照原则

对照即在实验的同时设立对照。"有比较才能有鉴别",设立对照可以减少实验组和对照组的处理和非处理因素之间的差异,有利于非处理因素基本处于相同状态,减少或消除实验误差。对照原则要求处理组和对照组除处理因素以外的其他可能影响实验的因素应力求一致(即齐同比较或有可比性),特别是可能影响实验结果的因素,如动物的数量、种系、性别、年龄、体重、仪器设备及药品等要尽量保持相同。有自然痊愈倾向的疾病在研究时尤其要设立对照非处理。心理因素影响药物疗效时必须有对照。

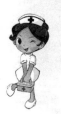

对照的常用方法有：

1. 空白对照 即对照组不加任何处理因素。此方法的缺点是缺乏"齐同"，即除处理因素外，还有非处理因素的差异。如观察某药的作用时，实验组用药，对照组不用药，非处理因素包括给药操作如注射的差异。此种对照方法，一般较少用。

2. 正常对照 即实验组和对照组实验方法、步骤、观察等完全一样，惟一的区别是对照组不作关键处理。如研究某药对缺血心肌的保持作用时，实验组和对照组的动物、实验条件、手术操作等完全一致，甚至冠状动脉插管、结扎等都一样，惟一的不同是实验组给药，对照组给的是生理盐水，这种对照方法具有较好的可比性。

3. 自身对照 指实验与对照在同一受试动物上进行。实验前后的对照。

4. 相互对照 即几个实验组之间的对照，而不专门设立对照组。

5. 标准对照 即不设立对照组，实验结果与标准值或正常值比较。

6. 历史对照 即用历史文献资料或以往的研究结果作为对照。此种方法非处理因素不易控制，一般不采用此方法。

7. 安慰剂对照 此对照目的在于排除心理因素的作用，常在临床新药的研究中使用。但应注意，采用此种方法应用双盲法。

（二）随机原则

随机是指分配于各实验组和对照组的实验对象是由实验对象的总体样本中机会均等地抽取，使各种因素对各组的影响保持一致（均衡性好）。通过随机，可以使实验结果更加客观，减少抽样误差，使抽取样本最大程度地代表总体样本。这是对资料分析时进行统计推断的前提。随机化的类型和方法很多，有完全随机设计、配对设计、配伍设计、拉丁方设计、正交设计等。

（三）重复原则

是指在相同的条件下，实验者及其他人能够重现实验结果（即重现性）。因此，要求实验要有一定的例数（即重复数）。所以，重复的含义包括重现性与重复数。重复是保证科研结果可靠性的重要措施，不能够重复的实验是无意义的。

重现性可用统计学中显著性检验的值来衡量其是否满意：$p \leqslant 0.05$，差异在统计学上有显著意义，不可重现的概率小于等于 5%，重现性好；$p \leqslant 0.01$，差异在统计学上有非常显著意义，不可重现的概率小于等于 1%，重现性非常好。

重复数（即实验例数）应适当，过少不能说明问题，过多则造成浪费。一般情况下，实验例数可参照下表：

表 5-2 动物实验每组基本例数

动物	计量资料	计数资料
小鼠、大鼠、蛙	≥10	≥30
豚鼠、兔	≥6	≥20
猫、猴、犬	≥5	≥10

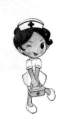
五、实训设计的注意事项

设计是否严密直接关系到实验结果的准确和结论的可靠性。不重视实训设计或设计不周密都会使实验结果资料紊乱或残缺不全,得出错误的结论导致实验失败。对学生自己设计的实验除了参考前面实训设计的一些原则和方法外,必须注意以下几点:

1. 目的明确 通过实验需要解决的问题必须明确。题目简练,内容不宜大、不宜杂。一个实验解决一个问题或1~2个主要问题。

2. 科学性强 实训设计要有充分的理论根据和实验依据,包括前人已有的成就、已经指出的问题或得出的结论。

3. 指标明确可靠 指标明确可靠易观察、易客观记录、重复性好,得出的结果和结论能说明问题。

4. 切实可行 实验对象是易得的常用的实验动物,如兔、大鼠、小鼠、蛙或蟾蜍等;实验器材、药品试剂等宜简易、价廉;实验时间一般控制在4~5小时内完成。

六、药理学实训设计的基本要求

实训设计是一个不断修改和完善的过程,其基本要求应包括:

1. 明确实训目的和意义。

2. 确定实训对象、实验组和对照组。

3. 设计合适的动物实验模型。

4. 科学的实验方法及观察指标。

5. 确定药物或试剂的剂量、浓度、给药途径等。

6. 开展必要的预实验,在此基础上确定实验意外的预案。

7. 根据预实验改进和完善实训设计。

8. 认真填写实训设计书和实验记录与分析。

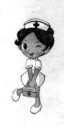

第六章 常用的统计方法

药理学实验所得的资料应进行统计学处理。这是因为,实验取样的前提是假设按实验标准入选的样本(实验动物)可以代表样本的总体状况。然而,由于实验样本个体差异及抽样误差等各种因素必定影响样本对总体的代表性,所以,需要通过统计方法来根据样本数据推断其对总体(所有动物)的效果,以及各实验样本分组间的实验资料差异是否有本质上的不同,以使实验结论具有科学依据。药理学实验结果统计学推断常用显著性检验法,显著性检验的目的是指检验两组实验结果的差别。在统计学上有无显著意义,通常以 P 值来表示,P(probability)表示无效假设可以成立的概率,P 值越小,表明无效假设成立的可能性越小,此时,两组差异的统计学意义越大。通常以 $P=0.05$ 为分界,如药物效应处理组与对照组经统计检验 $P<0.05$,表明具有统计学差异,药物效应显著。

药理学实验结果类型很多,按观察资料的性质可分为量反应资料和质反应资料两大类。量反应资料指药效强度等可用数字或量的分级表示的实验数据。如体重、血压、尿量、心率等观察指标属于量反应资料。质反应资料是指观察的效应是有或无的一类实验结果。有则称阳性反应,无则称阴性反应。动物实验中观察死亡或存活、惊厥的有无等都属于质反应指标。质反应资料一般用百分率表示,如死亡率、生存率等。

一、量反应资料的统计分析

量反应资料可用 t 检验法进行统计。t 检验室统计量为 t 的假设检验,理论上要求检验的样本来自正态分布或近似正态分布的总体,所以被检验的数据组方差不能相差太大。可用于两组间均数、自身对比或配对对比的差值均数等数据的显著性检验。

1. 两样本数据的 t 检验 两组实验数据差异的显著性检验往往采用成组数据 t 检验。当两组方差整齐,例数不等时,可用式(1),当两样本方差整齐,例数相等时,可用式(2)进行检验。

$$t=\frac{|\overline{X_1}-\overline{X_2}|}{\sqrt{\frac{(n_1-1)S_1^2+(n_2-1)S_2^2}{n_1+n_2-2}\left(\frac{1}{n_1}-\frac{1}{n_2}\right)}},(f=n_1+n_2-2) \tag{1}$$

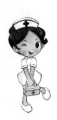

$$t=\frac{|\overline{X_1}-\overline{X_2}|}{\sqrt{S_1^2+S_2^2}}\cdot\sqrt{n},(f=n-1) \tag{2}$$

式中的$\overline{X}$、S、n分别代表均数、标准差和例数，下角1和2分别代表不同的组别。当把一组剂量资料输入计算机后，其均数$(\overline{X})$、标准差(S)、例数(n)可直接读出。代入以上公式可算出t值。

例题：用两组大鼠观察某中药对大鼠血糖的影响，对照组大鼠给予生理盐水，实验组给予中药。测试指标为大鼠的血糖值(mmol/L)。结果整理如表6-1所示。

表6-1 某中药对大鼠血糖影响

分组	不同编号鼠的血糖值(mmol/L)									$\overline{X}\pm S$
	1	2	3	4	5	6	7	8	9	
给药组	26.4	23.8	27.6	26.5	28.3	24.2	25.7	26.1	27.2	26.2±1.48
对照组	5.3	5.5	5.4	5.6	5.7	5.3	5.4	5.5	5.6	5.48±0.14

将给药组的$\overline{X_1}$(26.2)、标准差S_1(1.48)、n_1(9)和对照组的$\overline{X_2}$(5.48)、标准差S_2(0.14)、n_2(9)代入公式(1)，计算得到$t=41.82$。其自由度为$18-2=16$，查t值表得$t_{0.01(16)}=2.92$，现t值$41.82>2.92$，故$P<0.01$，具有显著意义，表明中药对大鼠血糖有显著影响。

2. 成对数据的t检验　是指两组测量值之间存在着一一对应的配对关系，如通过自身前后对照的药效研究结果，用药前效应值为X_1，X_2，…，X_n，用药后测量值为Y_1，Y_2，…，Y_n，每一个受试者对应的两个原始实验数据X_i及Y_i。实际上，此时我们关心的不是原始数据本身，而是它们的差值$D_i=X_i-Y_i$。可以假定在理论上无效效应的情况下，获得的差值均数必定为0。所以，这类数据的统计检验可以看成是样本D_i与总体均数为0的比较。将差值逐一输入计算器(机)后，其均数$(\overline{d})$、标准差(S)、例数(n)可直接读出，依式(3)可计算其t值：

$$t=\frac{\overline{d}}{S_d}\cdot\sqrt{n},(f=n-1) \tag{3}$$

例题：10只大鼠用药前后血浆胆固醇含量见表6-2，请判定此药是否有降低血浆胆固醇作用，即计算两者的均数显著性差异。

表6-2 用药前后大鼠血浆胆固醇(mg%)

	不同编号鼠的血浆胆固醇(mg%)										$\overline{X}\pm S$
	1	2	3	4	5	6	7	8	9	10	
用药前	57.0	94.0	90.0	69.0	79.5	99.0	101.0	107.0	88.0	101.0	—
用药后	58.9	51.0	60.0	55.0	69.0	64.5	54.5	49.0	43.5	56.0	—
差值	-1.9	43.0	30.0	14.0	10.5	34.5	46.5	58.0	44.5	45.0	32.41±19.08

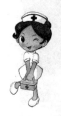

将 10 只大鼠给药前后胆固醇的差值逐一输入计算机后,直接读出其均数$(\overline{d})$、标准差(S)、例数(n)分别为 32.41、19.08、10,代入式(3)计算其 t 值为 5.375,其自由度为 $10-1=9$,查 t 值表得,$t_{0.01(9)}=3.250$,现 t 值 $5.375>3.250$,故 $t<0.01$,具有显著意义,表明所用药物有明显降低大鼠血浆胆固醇的作用。

二、质反应资料的统计方法

质反应(计数)资料的统计方法,通常以卡方(χ^2)进行显著性检验。卡方检验是用途很广的一种假设检验方法,其统计量是卡方值。χ^2 值是反应假设的理论值与观察值的实际差异程度的指标。以甲乙两药对某病有效性的两个率或两个构成比数据为例,如表 6-3 所示。

表 6-3 用于 χ^2 值检验的四格表的结构

	有效例数	无效例数	合计	有效率
甲药	a	b	$a+b$	
乙药	c	d	$c+d$	
合计	$a+c$	$b+d$	n	

表中 a、b、c、d 是表中四个最基本的数据,所以上表资料又称四格表资料。所谓每个格子中的理论频数值是指在假定两组有效率相等(均等于两组合计的有效率)的情况下的计算值。每个格子实际频数与理论频数差值平方与理论频数之比的累积和即卡方 χ^2 值。具体计算如式(4):

$$\chi^2 = \sum \frac{(A-T)^2}{T} \tag{4}$$

式中 A 为实际值,T 为理论值,实际值与理论值越接近,χ^2 则越小,反之越大,而 χ^2 值越大 P 值越小。R 行 C 列的理论值可由式(5)求算:

$$T_{RC} = \frac{n_R n_C}{n} \tag{5}$$

式中 n_R 为所求理论数的行合计,n_C 为所求理论数的列合计,n 为总例数。四格表资料 $\chi^2_{0.05}=3.83$,$\chi^2_{0.01}=6.63$,可据此标准做出统计显著性判断。

例题:观察氯丙嗪对小鼠激怒反应影响,每组 19 只小鼠,氯丙嗪组和对照组未出现激怒的小鼠分别为 15 只和 5 只,出现激怒的小鼠分别为 4 只和 14 只,问对照组和氯丙嗪组抑制激怒反应有无差别。

列四格表(表 6-4)和计算 χ^2 值。

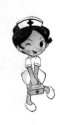
表6-4　用于 χ^2 值检验的四格表的结构

	激怒例数	未激怒例数	合计
对照组	14	5	19
氯丙嗪组	4	15	19
合计	18	20	38

第一行第一格中的理论有效

$$T_{11}=\frac{n_1 n_1}{n}=\frac{19\times 18}{38}=9$$

由于四格表的每行和每列都是两个格子,而行、列合计数又是固定的,故求出任何一个格子的理论数后,其余三格子的理论数均可用相应的行或列合计减得。如 $T_{12}=19-9=10$, $T_{21}=18-9=9$, $T_{22}=20-10=10$,将每个格子的实际数和理论数代入公式得:

$$\chi^2=\sum \frac{(A-T)^2}{T}=\frac{(14-9)^2}{9}+\frac{(5-10)^2}{10}+\frac{(4-9)^2}{9}+\frac{(15-10)^2}{10}=10.56$$

因为 $10.56>6.63$, $P<0.01$,故可得出结论:氯丙嗪抗小鼠激怒反应与对照组有显著差异。

附录

表6-5　t 临界值表

自由度	概率(双侧)					
	0.5	0.2	0.1	0.05	0.02	0.01
1	1.000 0	3.077 7	6.313 8	12.706 2	31.820 7	63.657 4
2	0.816 5	1.885 6	2.920 0	4.320 7	6.964 6	9.924 8
3	0.764 9	1.637 7	2.353 4	3.182 4	4.540 7	5.840 9
4	0.740 7	1.533 2	2.131 8	2.776 4	3.746 9	4.604 1
5	0.726 7	1.475 9	2.015 0	2.570 6	3.364 9	4.032 2
6	0.717 6	1.439 8	1.943 2	2.446 9	3.142 7	3.707 4
7	0.711 1	1.414 9	1.894 6	2.364 6	2.998 0	3.499 5
8	0.706 4	1.396 8	1.859 5	2.306 0	2.896 5	3.355 4
9	0.702 7	1.383 0	1.833 1	2.262 2	2.821 4	3.249 8
10	0.699 8	1.372 2	1.812 5	2.228 1	2.763 8	3.169 3
11	0.697 4	1.363 4	1.795 9	2.201 0	2.718 1	3.105 8
12	0.695 5	1.356 2	1.782 3	2.178 8	2.681 0	3.054 5
13	0.693 8	1.350 2	1.770 9	2.160 4	2.650 3	3.012 3

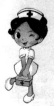

自由度	概率（双侧）					
	0.5	0.2	0.1	0.05	0.02	0.01
14	0.692 4	1.345 0	1.761 3	2.144 8	2.624 5	2.976 8
15	0.691 2	1.340 6	1.753 1	2.131 5	2.602 5	2.946 7
16	0.690 1	1.336 8	1.745 9	2.119 9	2.583 5	2.902 8
17	0.689 2	1.333 4	1.739 6	2.109 8	2.566 9	2.898 2
18	0.688 4	1.330 4	1.734 1	2.100 9	2.552 4	2.878 4
19	0.687 6	1.327 7	1.729 1	2.093 0	2.539 5	2.860 9
20	0.687 0	1.325 3	1.724 7	2.086 0	2.528 0	2.845 3
21	0.686 4	1.323 2	1.720 7	2.079 6	2.517 7	2.831 4
22	0.685 8	1.321 2	1.717 1	2.073 9	2.508 3	2.818 8
23	0.685 3	1.319 5	1.713 9	2.068 7	2.499 9	2.807 3
24	0.684 8	1.317 8	1.710 9	2.063 9	2.492 2	2.796 9
25	0.684 4	1.316 3	1.708 1	2.059 5	2.485 1	2.787 4
26	0.684 0	1.315 0	1.705 6	2.055 5	2.478 6	2.778 7
27	0.683 7	1.313 7	1.703 3	2.051 8	2.472 7	2.770 7
28	0.683 4	1.312 5	1.701 1	2.048 4	2.467 1	2.763 3
29	0.683 0	1.311 4	1.699 1	2.045 2	2.462 0	2.756 4
30	0.682 8	1.310 4	1.697 3	2.042 3	2.457 3	2.750 0

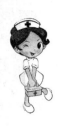

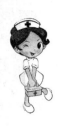

第七章 处方

一、处方

处方是指由注册执业医师和执业助理医师(以下简称医师)根据病人的病情需要开写给药房要求配发药物的书面文件,并作为患者用药凭证的医疗文书。处方直接关系到患者的健康,所以必须严肃认真地开写和调配处方,以保证患者用药安全有效。处方具有法律上的意义,一旦出现用药差错或事故,处方可作为法律凭证。《处方管理办法》已于2006年11月27日经卫生部讨论通过,自2007年5月1日起施行。

(一)处方内容

1. 前记 包括医疗机构名称、费别、患者姓名、性别、年龄、门诊或住院病历号、科别或病区和床位号、临床诊断、开具日期等。

2. 正文 以Rp或R标示,分别列出药品名称、剂型、规格、数量、用法用量。

3. 后记 医师签名或者加盖专用签章,药品金额以及审核、调配,核对、发药药师签名或者加盖专用签章。

处方示例

××××医院

处 方 笺

门诊/住院病历号: 年 月 日

姓名:	性别:男 女	年龄: 岁	费别:公/自/保
临床诊断:		科别(病区及床号):	
Rp Ing. Atropine 0.5 mg×1 ml Sig. 0.5 mg i.m. st! 医师:			
药品金额: 审核: 调配: 核对: 发药:			

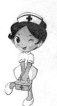

（二）处方类别

1. 普通处方　印刷用纸为白色。

2. 急诊处方　印刷用纸为淡黄色，右上角标注"急诊"。

3. 儿科处方　印刷用纸为淡绿色，右上角标注"儿科"。

4. 麻醉药品和第一类精神药品处方　印刷用纸为淡红色，右上角标注"麻、精一"。

5. 第二类精神药品处方　印刷用纸为白色，右上角标注"精二"。

（三）处方的开写规则及注意事项

1. 处方必须在专用的处方笺上用钢笔或签字笔书写，用黑或蓝黑色墨水，要求字迹清楚、剂量准确、内容完整，一般不能涂改，如有涂改，医生必须在涂改处签字，以示负责。

2. 处方中每种药占一行，制剂规格和数量写在药品后面，用药方法写在药品下面。开写药物较多时，应按药物所起作用的主次顺序书写。

3. 处方中的药物剂量与数量一律用阿拉伯数字表示，并采用法定计量单位。质量以克(g)、毫克(mg)、微克(μg)为单位；容量以升(L)、毫升(ml)为单位；国际单位(IU)。

4. 处方中的药物总量，一般以三日为宜，七日为限。慢性病或特殊情况可适当增加。麻醉药品与毒性药品不得超过一日量。一类精神药品不得超过三天量，二类精神药品不得超过七天量。

5. 急需用药时，应使用急症处方笺，若用普通处方，应在其左上角写上"急"或"cito"字样，以便药剂人员优先发药。

6. 普通处方、急诊处方、儿科处方保留 1 年，毒性药品、精神药品及戒毒药品处方保留 2 年，麻醉药品处方保留 3 年。销毁处方需经院长书面批准方能执行。

7. 处方上药品的调剂、审核和配发必须是药学专业院校毕业并取得相应的药学专业技术职务任职资格的相关人员。药品在发给病人前必须双人核对。药学技术人员对处方所列药品不能擅自更改或使用代用品。

根据卫生部《处方管理办法》规定，药师调剂处方时必须做到"四查十对"：查处方，对科别、姓名、年龄；查药品，对药名、剂型、规格、数量；查配伍禁忌，对药品性状、用法用量；查用药合理性，对临床诊断。

二、处方常用外文缩写词与中文对照表

见表 7-1。

表 7-1　处方常用外文缩写词与中文对照表

外文缩写	中文	外文缩写	中文
q. d	每日 1 次	aa	各
b. i. d	每日 2 次	ad	加至
t. i. d	每日 3 次	a. m	上午

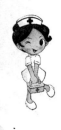

外文缩写	中文	外文缩写	中文
q. i. d	每日 4 次	p. m	下午
q. h	每小时	a. c	饭前
q. n	每晚	p. c	饭后
q. m	每晨	h. s	睡前
q. 6h	每 6 小时一次	p. r. n	必要时
q. 2d	隔日 1 次	s. o. s	需要时
p. o	口服	stat!	立即
i. h	皮下注射	cito!	急速地
pr. dos	顿服	Rp.	请取
i. m	肌内注射	Co.	复方的
i. v	静脉注射	Sig.	用法
i. v. gtt	静脉滴注	IU	国际单位
i. d	皮内注射		

三、处方练习

（一）处方书写练习

1. 取盐酸二甲双胍缓释片（规格：0.5 g/片），一次 0.5 g，一日两次，口服，共七日量。

2. 取盐酸左氧氟沙星注射液 0.3 g（规格：50 ml/0.1 g），加入 0.9％氯化钠注射液 500 ml 中，静滴，一日两次，共三日量。

3. 取头孢氨苄胶囊（规格：0.125 g/粒），一次 0.5 g，一日四次，口服，共三日量。

4. 取盐酸雷尼替丁胶囊（规格：0.15 g/片），一次一片，一日两次，口服，共两周量。

5. 取青霉素钠盐粉针剂 400 万单位（规格：80 万单位/支），加入 0.9％氯化钠注射液 250 ml 中，静滴，一日两次，共三日量，需皮试。

6. 取盐酸贝那普利片剂（贝那普利）（规格：10 mg/片），每次一片，每日一次，共七日量。

7. 取双氢克尿噻片剂（规格：25 mg/片），一次一粒，一日一次，共七日量。

8. 取低分子右旋糖酐注射液（250 ml/瓶），一次 250 ml，静滴，一日一次，共五日量。

（二）处方开写练习

1. 患者，女，32 岁，因支气管哮喘急性发作而入院，请为其开一治疗处方。

2. 患者，男，50 岁，因胆结石出现剧烈胆绞痛，请为其开一镇痛药处方。

3. 患者，男，44 岁，因患支气管炎出现咳嗽，痰少，请为其开一镇咳药处方。

4. 患者，女，51 岁，因紧张经常失眠，伴有焦虑，请为其开一处方。

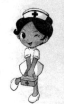

5. 患者,男,58 岁,患高血压病 8 年,现已有左心室肥厚。既往有糖尿病史 5 年,请为其开一降压药处方。

6. 患者,男,25 岁,因感冒出现发热、头痛伴有流清水样鼻涕、鼻塞,请为其开一处方。

7. 患者,男,66 岁,诊断为冠心病变异型心绞痛,请为其开一治疗处方。

8. 患者,男,28 岁,诊断为十二指肠溃疡,伴幽门螺杆菌感染,请为其开一治疗处方。

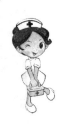

第八章 药理学实训

实训一 药物的量-效关系

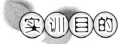

观察不同剂量对药物作用的影响。

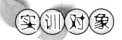

在一定的范围内,药物剂量越大,作用越强,但超过一定的剂量则有可能导致中毒甚至死亡。苯甲酸钠咖啡因是中枢兴奋药,随剂量的递增,对中枢的兴奋作用可逐渐增强,表现为兴奋、竖尾、惊厥、甚至死亡等。

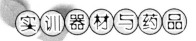

小白鼠。

实训器材与药品

大烧杯,药物天平,1 ml注射器;0.2%苯甲酸钠咖啡因(简称安钠咖)溶液,2%苯甲酸钠咖啡因溶液。

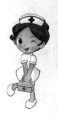

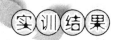

取小白鼠2只,称重编号后分别放入大烧杯中,观察两鼠的正常活动,甲鼠腹腔注射0.2%安钠咖溶液 0.2 ml/10 g;乙鼠腹腔注射 2%安钠咖溶液 0.2 ml/10 g,观察有无兴奋、竖尾、惊厥、甚至死亡等现象,记录发生的时间,并比较两鼠有何不同。

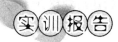

鼠号	体重(g)	药物和剂量(ml)	用药后反应及发生时间
甲		0.2%安钠咖溶液	
乙		2%安钠咖溶液	

注:本实验也可用2%水合氯醛溶液 0.05 ml/10 g、0.15 ml/10 g、0.25 ml/10 g 分别腹腔注射,观察有无活动减少、镇静、嗜睡、甚至死亡现象。

记录实训结果并说明原因。

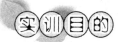

药物的量效关系有何临床意义?

实训二　药物的给药途径-效应关系

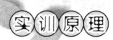

观察不同给药途径对药物作用的影响。

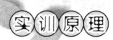

不同给药途径可影响药物吸收速度和药物吸收量,继而表现出药物效应上的差异,主要包括"量差异"(即药物作用强度差异)和"质差异"(即药物作用性质差异)。硫酸镁

为容积性泻药,不同的给药途径可产生不同的药理效应。口服低浓度硫酸镁可产生导泻作用,高浓度产生利胆作用,注射给药则可产生降压、抗惊厥作用,注射剂量过大可导致骨骼肌瘫痪、呼吸抑制、血压下降致死。

实训对象

小白鼠。

实训器材与药品

大烧杯,药物天平,1 ml 注射器,小鼠灌胃器等;10%硫酸镁溶液。

实训方法与步骤

取小白鼠 2 只,称重编号后分别放入大烧杯中,观察两鼠的正常活动,甲鼠肌内注射 10%的硫酸镁 0.5 ml/10 g,乙鼠灌胃 10%的硫酸镁 0.5 ml/10 g;给药后观察并比较两鼠用药后反应有何不同,记录发生的时间。

实训结果

鼠号	体重(g)	给药途径	药物和剂量(ml)	用药后反应及发生时间
甲		肌注	10%硫酸镁溶液	
乙		灌胃	10%硫酸镁溶液	

实训报告

记录实训结果并说明原因。

思考题

相同剂量的同种药物,以不同给药途径给药为什么会出现不同的药理效应?

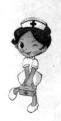

实训三　局麻药对神经干动作电位的影响

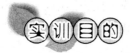

了解生物机能实验分析系统。观察蟾蜍坐骨神经动作电位的基本波形（包括双相和单相动作电位），了解神经纤维传导兴奋的特征。观察利多卡因对动作电位的影响。

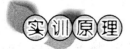

神经接受刺激而兴奋时所发生的负电位变化，可以用一对引导电极放置在神经表面引导出来。当神经纤维受阈上刺激时，膜内负电位迅速消失（去极化），并反极化，由此构成动作电位的上升支。这种膜内外电位的倒转只是暂时的，膜内电位又很快下降恢复到刺激前原有的负电位状态，即动作电位的下降支。根据引导方式的不同，所记录到动作电位可为双相或单相动作电位。由于坐骨神经干内含有无数条神经纤维，因此所记录的动作电位是一大群阈值不同、传导速度不同、振幅不同的峰的总和曲线，可称为复合动作电位。

利多卡因能阻滞钠通道，因而影响动作电位并产生局部麻醉作用。

可兴奋组织受到刺激而兴奋时，其兴奋性产生周期性变化，即绝对不应期→相对不应期→超常期→低常期。在神经发生兴奋后，按不同时间间隔给予第二个刺激，观察第二个刺激是否引起动作电位，以两个刺激脉冲间隔来反映神经兴奋的变化，测出神经干的不应期。

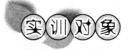

蟾蜍。

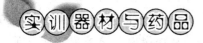

Pclab/BL－420/820生物信号采集处理系统，蛙类手术器械一套，包括蛙板、玻璃分针、粗剪刀、手术剪、眼科剪、镊子、探针、图钉、屏蔽盒等，液体石蜡，培养皿，滴管，烧杯，纱布，棉线，黑丝线（1号），方盘，针筒（1 ml），针头（4号），滤纸；任氏液，2%盐酸利多卡因注射液1支。

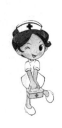

实训方法与步骤

1. 制备标本

(1) 破坏脑和脊髓:取蟾蜍一只,左手握持,用示指压住其头部前端使头前俯,右手持探针从枕骨大孔处垂直刺入,然后向前刺入颅腔,左右搅动破坏脑组织,继之再将探针缓慢退至枕骨大孔处向后刺入椎管捣毁脊髓,破坏完全时可见四肢松软。

(2) 去除躯干上部及内脏:在骶髂关节水平以上 0.5～1.0 cm 处用粗剪刀剪断脊柱,左手握其脊柱下端,使头与内脏自然下垂,右手持剪刀,沿脊柱两侧剪除内脏及头胸部,仅留后下肢、骶骨、髂骨、脊柱及由它发出的坐骨神经。

(3) 剥皮肤:用镊子捏住脊柱端(不要捏住或接触神经),右手捏紧皮肤边缘,向下撕掉全部后肢的皮肤,然后将标本放入盛有任氏液的培养皿中。洗净、擦干手及用过的器械。

(4) 平分脊柱:用镊子从背部夹住脊柱,将标本提起,用粗剪刀剪去突出的尾骨(注意:勿损伤坐骨神经),然后平放在蛙板上,用粗剪刀将脊柱平分为两半,并在耻骨联合正中剪开,将分离的两腿放入盛有任氏液的培养皿中。

(5) 游离坐骨神经:取一蟾蜍腿背侧向上放置于蛙板上,用图钉固定两端(注意:勿损伤坐骨神经),用玻璃分针沿坐骨神经沟(股二头肌与半膜肌之间)找出坐骨神经,小心分离至踝关节,剪去神经干上的所有分支,然后分别结扎神经脊柱端和外周端(要尽量靠两端,使神经尽可能的长),在结扎处外侧剪断神经,游离出神经干并将其浸在任氏液中 30 分钟使其兴奋性稳定。

2. 观察项目　连接屏蔽盒(刺激线与记录线的接头按顺序将鳄鱼夹夹好,相互保持绝缘,地线也按盒上标记夹好)。

(1) 神经干正常动作电位的测定:将神经搭在电极上(近脊柱端在刺激电极,远脊柱端在记录电极),然后选择"实验模块"中的"动作电位"项,点击刺激(强度 1 V,波宽 0.05 ms),记录正常动作电位。

(2) 调转神经方向,即远脊柱端在刺激电极,近脊柱端在记录电极,记录动作电位。

(3) 停止刺激,将神经调回原来状态(近脊柱端在刺激电极,远脊柱端在记录电极),然后涂上石蜡防止干燥(刺激电极与记录电极之间留一小段不涂,以备给药)。

(4) 神经干动作电位传导速度的测定:按上法引导出双相动作电位。用鼠标点取测量,将光标限定在刺激伪迹的起点和双相动作电位起点,从而得出从给予刺激到出现动作电位的时间 t;然后在神经标本盒上测量出刺激电极到引导电极之间的距离 d,并将其数值输入计算机的对话框,计算机即可自动算出传导速度(V),并显示在屏幕下方的"速度"参数栏中。

(5) 神经干动作电位不应期的测定:调节幅度至最大刺激,引导出双相动作电位。调

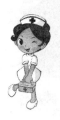

节间隔使屏幕上出现两个双相动作电位波形,然后逐渐下调间隔,使后一个动作电位波形向前一个融合,当后者波幅突然变小时,则表示已进入相对不应期 T_2 ;继续下调间隔,当后者突然消失时,则表示已进入绝对不应期 T_1 。那么从伪迹开始到 T_1 之间即为绝对不应期,而 T_1 到 T_2 之间即为相对不应期。

（6）在刺激电极与记录电极之间滴一滴 2% 利多卡因（要在神经干上附着,以便充分作用）然后每隔 1 分钟刺激并记录几秒钟,直至动作电位明显减小。

（7）恢复 15 分钟后,在记录两电极之间剪断神经,刺激时只见单相动作电位;在刺激电极与记录电极之间剪断神经,则无动作电位。

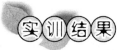

实训结果

动作电位波形及传导速度和不应期的测定

项目	正常动作电位	神经调转	利多卡因	在两记录电极间剪断神经	在刺激电极与记录间剪断神经	传导速度（m/s）	不应期	
							绝对	相对
波形								

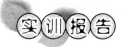

实训报告

绘出所观察到的动作电位波形,记录动作电位传导速度及不应期并说明原因。

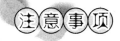

注意事项

1. 分离神经时切勿强力牵拉、剪伤、手触神经,神经干标本应尽量分离干净,并随时滴加任氏液,以免标本干燥。

2. 观察及记录时,神经干必须与各电极接触良好,其两端结扎线不能接触金属屏蔽盒。

3. 两对引导电极之间的距离应尽可能大。

4. 须区分刺激伪迹与动作电位波形,可通过加大刺激波宽或者去除地线来判断。

5. 刺激强度应由弱到强,以免刺激过强损伤标本。

思考题

1. 如何区别刺激伪迹与神经干动作电位?

2. 如何解释单相和双相动作电位的产生?

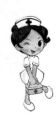
3. 在一定的范围内神经干动作电位的幅度会随刺激强度的改变而改变,这是否与单根神经纤维动作电位的"全或无"定律相矛盾?为什么?

4. 利多卡因对动作电位有何影响?为什么?

实训四　有机磷酸酯类中毒及其解救

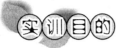

观察有机磷酸酯类中毒症状,比较阿托品与碘解磷定对有机磷中毒的解救效果。

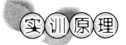

有机磷酸酯类为难逆性胆碱酯酶抑制药,中毒后可使 Ach 在体内大量堆积,导致胆碱能神经过度兴奋,产生 M 样、N 样和中枢症状。阿托品为 M 受体阻断药,能迅速缓解 M 样症状和部分中枢症状,但不能复活胆碱酯酶,对肌颤症状无效。碘解磷定为胆碱酯酶复活药,缓解肌颤症状效果较好,但对 M 样症状效果较差,中度以上中毒两药联合应用疗效显著。

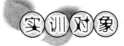

家兔,体重 2.5～3.0 kg。

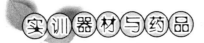

磅秤,注射器,量瞳尺;75%乙醇,5%敌百虫(美曲膦酯)溶液,2.5%碘解磷定溶液,0.1%硫酸阿托品溶液。

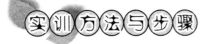

取家兔 3 只,称重编号,分别观察并记录家兔正常的瞳孔直径、呼吸状态、唾液分泌、骨骼肌活动等情况,然后每兔由耳静脉注射 5%敌百虫溶液 2 ml/kg(20 分钟后如无中毒症状,可再注射 0.5 ml/kg),观察其变化。待中毒症状明显时,甲兔从耳静脉注射 0.1%硫酸阿托品溶液 1 ml/kg,乙兔从耳静脉注射 2.5%碘解磷定溶液 2 ml/kg,丙兔由耳静

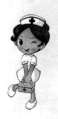

脉注入与甲、乙两兔相同剂量的硫酸阿托品和碘解磷定药液。观察并比较药物对各兔的解救效果。

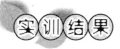

兔号	体重(kg)	药物和剂量	瞳孔直径	呼吸状态	唾液分泌	肌颤
甲		5%敌百虫				
		0.1%阿托品				
乙		5%敌百虫				
		2.5%碘解磷定				
丙		5%敌百虫				
		0.1%阿托品和2.5%碘解磷定				

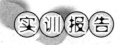

记录实训结果并说明原因。

1. 分析有机磷酸酯类中毒的机制。
2. 比较阿托品与碘解磷定的解救效果以及联合应用的优点,掌握两药的作用机制。

实训五　巴比妥类药物作用的比较

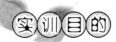

比较几种巴比妥类药物的作用强度及药效持续时间。

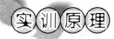

巴比妥类药物为巴比妥酸衍生物,是中枢抑制药。随剂量由小到大,相继出现镇静、催眠、抗惊厥和麻醉作用。根据巴比妥类的作用速度及持续时间的不同分为长效类、中

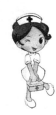
效类、短效类和超短效类。它们的作用速度与脂溶性有关。

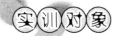

小白鼠,体重 18～22 g。

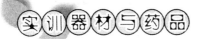

大烧杯,药物天平,1 ml 注射器,秒表;0.6％苯巴比妥钠溶液,0.2％硫喷妥钠溶液,0.2％戊巴比妥钠溶液。

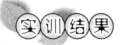

取小白鼠 3 只,称重编号后分别放入大烧杯中,观察其正常活动及翻正反射情况。各小鼠分别腹腔注射以下药物:甲鼠 0.6％苯巴比妥钠溶液 0.25 ml/10 g;乙鼠 0.2％硫喷妥钠溶液 0.25 ml/10 g;丙鼠 0.2％戊巴比妥钠溶液 0.25 ml/10 g。观察各鼠用药后的行为活动有何改变,翻正反射是否消失。翻正反射消失是指将小鼠轻轻置于仰卧位,如果松手后仍能保持仰卧状态,即为反射消失。

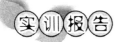

鼠号	体重(g)	药物和剂量(ml)	给药时间	翻正反射消失时间	翻正反射恢复时间
甲					
乙					
丙					

记录实训结果并说明原因。

(思考题)

分析上述各种巴比妥类药物作用强度及药效持续时间的差异及原因。

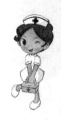

实训六 镇痛药对小鼠乙酸扭体反应的抑制作用

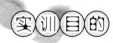

实训目的

观察镇痛药哌替啶对小鼠乙酸扭体反应的抑制作用。

实训原理

给小鼠注射乙酸后可致痛产生扭体反应,哌替啶为人工合成的镇痛药,可对抗乙酸等原因引起的疼痛。

实训对象

小白鼠,体重 18～22 g。

实训器材与药品

电子天平,1 ml 注射器,秒表,棉签;生理盐水,0.6％乙酸,0.2％哌替啶溶液。

实训方法与步骤

1. 取体重 18～22 g 小白鼠 10 只,随机分为给药和对照两组,每组 5 只,标记。

2. 甲组(给药组)每只腹腔注射 0.2％哌替啶注射液 0.01 ml/g,乙组(对照组)每只腹腔注射等量生理盐水,计时。观察小鼠活动情况。

3. 30 分钟后各鼠腹腔注入 0.2 ml/只 0.6％的乙酸致痛,计时。

4. 5 分钟后观察 15 分钟内发生扭体反应的小鼠只数,以及每只小鼠扭体次数,以腹部凹陷、臀部歪扭、身体扭曲或抽胯为扭体指标。

5. 将结果记入下表,比较两组动物扭体反应发生的只数,及其每组平均扭体次数,求出哌替啶的镇痛百分率。

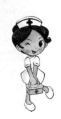

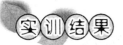

组别	鼠数	药物和剂量(ml)	扭体反应鼠数及次数	无扭体反应鼠数
甲组	5	0.2%哌替啶注射液 0.01 ml/g		
乙组	5	生理盐水 0.01 ml/g		

$$镇痛率(\%) = \frac{对照组平均扭体次数 - 给药组平均扭体次数}{对照组平均扭体次数} \times 100\%$$

$$或镇痛率(\%) = \frac{对照组扭体只数 - 给药组扭体只数}{对照组扭体只数} \times 100\%$$

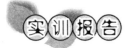

记录实训结果并说明原因。

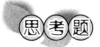

哌替啶的镇痛机制是什么？使用镇痛药应注意哪些问题？

实训七 氯丙嗪的镇静降温作用

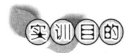

观察氯丙嗪的镇静和降温作用，掌握其降温作用的特点。

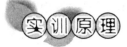

氯丙嗪配合物理降温不仅能使发热的体温降至正常，还能使正常体温降至正常以下。若环境温度过高，氯丙嗪也可致体温升高。本实验用氯丙嗪配合物理降温措施与室温下进行对比，并用 0.9%氯化钠配合物理降温作为对照，观察氯丙嗪的降温效果。

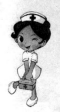

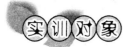

家兔。

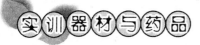

磅秤 1 台,肛表 3 支,兔固定器 3 个,冰袋 2 个,5 ml 注射器 3 支;2.5%氯丙嗪溶液;0.9%氯化钠;液体石蜡。

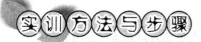

1. 取健康家兔放入固定器内,固定家兔头部,使下肢及尾部暴露出来。

2. 左手提起兔尾,右手将涂有液体石蜡的肛表插入兔肛门内 4~5 cm,3 分钟后取出读数,每隔 2 分钟测一次,共 3 次,取平均数为正常体温。

3. 选取体温在 38.5~39.5 ℃的家兔 3 只,称重、编号。观察全身活动情况及精神状态。

4. 给药 甲兔静注 2.5%盐酸氯丙嗪溶液 0.3 ml/kg,并在腹部放置冰袋降温;乙兔静注 2.5%盐酸氯丙嗪溶液 0.3 ml/kg,不用冰袋;丙兔静注等量 0.9%氯化钠,并在腹部放置冰袋。

5. 给药后每 20 分钟测体温一次,连续 3 次,取平均值,同时观察各兔体温变化及精神、活动情况有何不同。

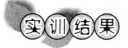

室温_____℃

兔号	体重	药物和剂量(ml)	条件	精神活动状态		体温(℃)		温差(℃)
				用药前	用药后	用药前	用药后	
甲		2.5%氯丙嗪	冰袋					
乙		2.5%氯丙嗪	室温					
丙		0.9%氯化钠	冰袋					

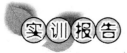

记录实训结果并说明原因。

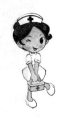
注意事项

1. 尽可能选体重相近的家兔为一组。
2. 每兔固定一支肛表,测量时间和深度尽量一致。

思考题

1. 氯丙嗪的降温作用与阿司匹林的解热作用有何不同?
2. 氯丙嗪用于人工冬眠疗法有何意义?

实训八 药物对汗腺分泌的影响

实训目的

观察麻黄汤的发汗作用,学习发汗药的实验方法。

实训原理

L-甲基麻黄碱、麻黄水提取物、麻黄的挥发油、麻黄水煎剂给动物灌服,均能呈现发汗效应。配伍桂枝后发汗作用加强,以麻黄汤作用最强。

实训对象

小白鼠,体重 18～22 g。

实训器材与药品

天平,1 ml 注射器,灌胃器,小鼠笼;100%(1 g/ml)麻黄汤(麻黄 6 g、桂枝 6 g、杏仁 10 g、甘草 3 g)水煎提取液,生理盐水,苦味酸。

实训方法与步骤

1. 取小白鼠 10 只,称重,用苦味酸标记后随机分成两组。

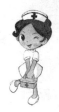

2. 给药 甲组用 100% 麻黄汤按 0.25 ml/10 g 体重灌胃;乙组用等量的生理盐水灌胃。给药后将小白鼠单个放置于鼠笼内,记录给药时间。

3. 观察 给药后 30 分钟、1 小时后观察发汗程度并按以下标准打分。

0 分:皮毛干燥,无汗　　　　　　　1 分:皮毛松,无汗

2 分:皮毛松,腹部或胸项有汗　　　3 分:皮毛松,胸腹均有汗

4 分:皮毛松,下颌及腹部均有汗

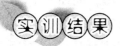

综合全部实训结果,列表,计算出动物发汗平均分,用统计学方法进行分析。

分组	药物	动物数	给药30分钟后发汗平均分	给药1小时后发汗平均分
甲	麻黄汤			
乙	生理盐水			

注意事项

1. 环境温度宜在 20 ℃左右,环境温度过低不易发汗。

2. 实验时,动物宜单个放置观察,以免汗液互相沾染。

思考题

1. 麻黄汤发汗的机制如何? 成分为何?

2. 麻黄汤发汗在什么条件下最好?

实训九　家兔高钾血症

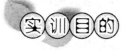

观察高钾血症时家兔心电图的变化;了解血钾升高的不同阶段钾对心肌细胞的毒性;了解高钾血症的抢救措施。

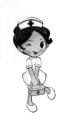
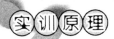

血钾高于 5.5 mmol/L 为高钾血症(正常值:3.5～5.5 mmol/L)。高钾血症的主要危害表现在心脏,可使心肌动作电位和有效不应期缩短,传导性、自律性、收缩性降低,兴奋性则呈双相变化(轻度高钾血症使心肌兴奋性增高,重度高钾血症可使心肌兴奋性降低甚至消失)。高钾血症时的心电图表现为:①P 波和 QRS 波波幅降低,间期增宽,可出现宽而深的 S 波;②T 波高尖:高钾血症早期即可出现;③多种类型的心律失常。

高钾血症的抢救可采用:①注射 Na^+、Ca^{2+} 溶液对抗高血钾的心肌毒性;②注射胰岛素、葡萄糖,以促进 K^+ 移入细胞内。

本实验通过给家兔耳缘静脉注射氯化钾,使血钾浓度短时间内快速升高造成急性高钾血症,观察心电图变化,了解高钾血症对心脏的毒性作用以及对高钾血症的抢救措施。

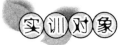

家兔。

实训器材与药品

Pclab/BL－420/820 生物信号采集处理系统,心电电极输入线,兔手术台,哺乳类动物手术器械,三通管,双凹夹,铁支架,注射器(1 ml、5 ml、10 ml),输液装置,小儿头皮针;1.5%戊巴比妥钠溶液,KCl 溶液(2%、5%、10%),10% $CaCl_2$ 溶液,5% $NaHCO_3$ 溶液,葡萄糖-胰岛素溶液(50%葡萄糖 4 ml 加 1 U 胰岛素),生理盐水。

实训方法与步骤

1. 动物麻醉、固定 家兔称重后,用 1.5%戊巴比妥钠溶液(2 ml/kg)从耳缘静脉缓慢注入。待动物自然倒下,将动物以仰卧位固定在实验台上,并保持耳缘静脉通畅。

2. 心电图描记准备

(1) 将心电电极输入端插头插入 Pclab/BL－420/820 生物信号处理系统插口。

(2) 将针状电极分别插入动物四肢踝部皮下,心电导联线按右前肢(红)、左前肢(黄)、右后肢(黑)、左后肢(绿)的顺序连接。变换心电输入线的 3 个端点可以测出标准Ⅰ、Ⅱ、Ⅲ导联心电信号。

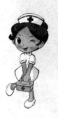

表 8 - 1　MedLab 采样参数表

参数名称	参数设置
显示方式	记录仪
采样间隔	2ms
X 轴显示压缩比	5∶1
通道	通道 1
DC/AC	AC
处理名称	心电
放大倍数	100～200
Y 轴压缩比	16∶1

（3）用头胸导联可描记出比普通导联更为高大清晰的心电图波形,方法是选择心电图 I 导联,将右前肢电极插在下颌部皮下,将左前肢的电极插在胸壁(相当于心尖部的皮下)。这样高钾血症的异常波形出现早而且清楚。

（4）开机后启动 Pclab/BL - 420/820 生物信号采集处理系统,设置心电图描记参数,低通滤波:上限频率 40 Hz。在 Pclab/BL - 420/820 中依次选择"实验/常用生理学实验"和"心电图测量"。Pclab/BL - 420/820 放大器和采样参数设置如表 8 - 1 所示。

3. 观察项目

（1）注入 KCl:沿三通管装置从耳缘静脉持续输注 2％ KCl 溶液(1 ml/kg),根据实验需要及家兔反应调整输入速度,输注过程中记录并观察家兔心电图波形的变化规律。根据波形变化可调整 KCl 溶液浓度。

（2）实验抢救:使用持续输入法输入 10％ KCl 溶液(2 ml/kg),一旦家兔心电图出现明显变化,立即停止输注 KCl 溶液,迅速注入注射器内事先准备好的抢救药物(10％ $CaCl_2$ 溶液 2 ml/kg 或 5％ $NaHCO_3$ 溶液 5 ml/kg),直至家兔心电图波形恢复正常。

（3）观察指标:精神神经状态(兴奋、躁动、昏迷、痉挛),呼吸频率、深度及节律,心电图变化。

注意事项

1. 输注 10％ KCl 溶液时,应密切观察心电图波形的变化,防止血钾过高导致心脏骤停、动物死亡。

2. 保持静脉管道的通畅。

3. 心电干扰波的处理　使用针状电极刺入对称部位的皮下,避免导线纵横交错,实验台上的液体要及时清除。

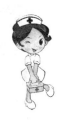

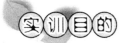

1. 试分析高钾血症的心电图特征。
2. 试分析本实验中用氯化钙和碳酸氢钠对抗高钾血症的心脏毒性的机制是什么。

实训十　抗高血压药的降压作用

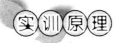

研究抗高血压药物硝普钠的降压作用。

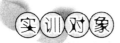

硝普钠可直接松弛小动脉和静脉平滑肌,属硝基血管扩张剂,在血管平滑肌内代谢产生一氧化氮(NO)。NO 具有强大的舒张血管平滑肌作用,是一种内源性血管舒张物质。NO 可激活鸟苷酸环化酶,促进 cGMP 的形成,从而产生血管扩张作用。本品属于非选择性血管扩张药,较少影响局部血流分布。一般不降低冠脉血流、肾血流及肾小球滤过率。

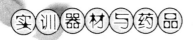

大白鼠,体重 200～250 g。

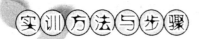

动脉插管、Pclab/BL－420/820 生物信号采集系统、大鼠手术台、三通、压力换能器、注射器(1 ml、5 ml、10 ml)、针头(6 号、8 号)、哺乳类动物手术器械、台式磅秤、3％戊巴比妥溶液、0.002％硝普钠溶液。

1. 取大白鼠 1 只,称重标记,腹腔注射 3％戊巴比妥溶液 0.1 ml/100 g 麻醉后,背位

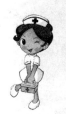

固定于大鼠手术台上。

2. 行动静脉插管术,切开一侧腹股沟处皮肤,钝性分离暴露股动脉,股动脉远心端用线结扎,以动脉夹夹住动脉近心端,暂时阻断血流。结扎处与动脉夹之间长度约 1 cm,在靠近远端结扎线处剪一小口,向心方向插入充满肝素生理盐水的动脉导管,并结扎固定于此连接的三通侧管上,防止插管滑脱。将另一充满肝素生理盐水的动脉导管插入股静脉,供静脉给药用。亦可在颈部行经动脉插管及颈外静脉插管。

3. 动脉插管与压力换能器相连,并连接 Pclab/BL - 420/820 生物信号采集系统,调试出记录曲线。

4. 术后稳定 5～10 分钟,先描记一段正常血压曲线,然后给大白鼠静注 0.002% 硝普钠 1～2 μg/100 g(0.05～0.1 ml/100 g),连续记录血压,直至血压基本恢复正常。

5. 剪贴打印出曲线图,标注所用药物及剂量,计算用药前、后收缩压及舒张压的数值,实验结果填入下表中。

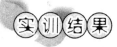

血压(mmHg)	用药前	用药后
收缩压		
舒张压		

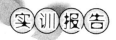

记录实训结果并说明原因。

硝普钠的降压特点及临床适应证。

实训十一 普萘洛尔抗心律失常作用

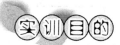

研究普萘洛尔对氯仿致室颤的对抗作用。

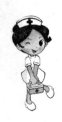

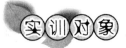

普萘洛尔具有阻断β受体的作用,同时还具有阻滞 Na^+ 内流、促进 K^+ 外流等作用,能降低窦房结、房室结、浦肯野纤维的自律性,减慢传导,绝对或相对延长有效不应期,清除异位节律。氯仿因其对心脏的毒性作用(可能与其诱发体内儿茶酚胺释放或对心脏的直接作用有关),常用于制备心律失常病理模型,以观察抗心律失常药物的疗效。

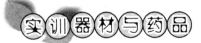

小白鼠,体重 25～30 g。

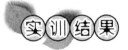

心电图机,天平,表面皿,烧杯(500 ml),注射器(2 ml、1 ml);0.1%盐酸普萘洛尔,氯仿,生理盐水。

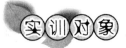

1. 取小鼠 4 只,称重、标记,随机分为 2 组,每组 2 只。给药组腹腔注射 0.1%盐酸普萘洛尔 0.1 ml/10 g(即 0.1 mg/10 g),对照组腹腔注射等量生理盐水。

2. 注射 10 分钟后,将小鼠分别放入含有 2 ml 氯仿棉球的 500 ml 烧杯中,将杯口用表面皿盖上,至呼吸停止时,立即取出小鼠。

3. 仰面固定小鼠,将心电图机的针形电极分别刺入小鼠四肢远端皮下(红色电极—右前肢,黄色电极—左前肢,蓝色电极—左后肢,黑色电极—右后肢),选择标准Ⅱ导联描记心电图(标准电压 1 mV=10 mm,纸速 25 mm/s)。以出现心室纤颤为观察指标。

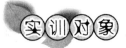

综合全班各组的实验结果记录下表中。根据公式计算:

$$普萘洛尔治疗率(\%)=\frac{给药组无室颤动物数-对照组无室颤动物数}{对照组室颤动物数}\times100\%$$

普萘洛尔对氯仿致室颤作用的影响

组别	动物数	给药	室颤动物数	无室颤动物数	治疗率(%)
对照组					
给药组					

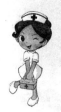

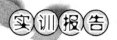

记录实训结果并说明原因。

思考题

1. 简述普萘洛尔的抗心律失常机制、特点及临床应用。
2. 室上性心动过速的治疗药物还有哪些? 简述其药理作用机制。

实训十二　缺氧及药物对耗氧量的影响

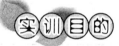

观察普萘洛尔提高动物对缺氧耐受力的作用。

实训原理

机体的各种组织器官在代谢过程中,均需要消耗一定的氧气。正常心肌能摄取血氧含量的 65%～75%,以满足心脏的代谢需要。缺氧时,心脏对各组织器官的供氧减少,最终会导致脑缺氧而死亡(呼吸停止)。

实训对象

小白鼠。

实训器材与药品

250 ml 广口瓶,1 ml 注射器,托盘天平,大烧杯,秒表;0.1%盐酸普萘洛尔溶液,0.9%生理盐水,钠石灰。

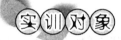

1. 取 250 ml 广口瓶一个,放入钠石灰 15 g,以吸收二氧化碳和水。

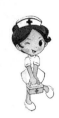

2. 取小白鼠2只,称重编号。

3. 给药 甲鼠腹腔注射0.1%盐酸普萘洛尔溶液0.2 ml/10 g;乙鼠腹腔注射0.9%生理盐水0.2 ml/10 g。给药15分钟后,将两只小白鼠同时放入上述广口瓶中,盖严瓶口(瓶盖可涂上凡士林以便盖严),立即记录时间。观察两鼠直至死亡(呼吸停止),记录各鼠死亡时间,求得各鼠的存活的时间。

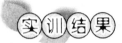

综合全班各组实验结果,分别计算出给药和对照的平均存活时间,再用下列公式求得存活延长百分率。

$$存活延长百分率=\frac{给药鼠平均存活时间-对照鼠平均存活时间}{对照鼠平均存活时间}\times100\%$$

鼠号	体重(g)	药物和剂量(ml)	存入广口瓶内存活时间	存活时间延长百分率
甲		0.2%盐酸普萘洛尔溶液		
乙		0.9%生理盐水		

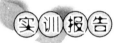

记录实训结果并说明普萘洛尔抗缺氧的作用机制。

普萘洛尔抗缺氧作用在临床上有何用途?

实训十三 药物对消化道平滑肌生理特征的影响

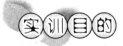

观察乙酰胆碱、阿托品对离体兔肠平滑肌生理特征的影响。

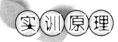

胃肠的生理性蠕动是由胆碱能神经释放乙酰胆碱,作用于胃肠壁上的M受体,使其

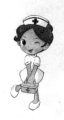

产生蠕动作用。如使用 M 受体阻断药阿托品,则可阻断胃肠壁上的 M 受体,使其蠕动力度减弱,频率降低。

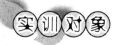

家兔十二指肠或上段空肠。

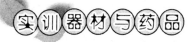

BL－420 生物功能实验系统,张力换能器,HW－300 型恒温平滑肌槽,手术器械一套,L 形钩,双凹夹,铁支架,培养皿,缝线,1 ml 注射器,10 ml 注射器;台氏液,0.001％氯化乙酰胆碱溶液,0.1％硫酸阿托品溶液。

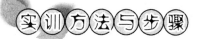

1. 打开 HW－300 型恒温平滑肌槽,恒温 37 ℃±0.5 ℃。

2. 启动电脑,打开 Pclab/BL－420/820 生物功能实验系统,在“实验项目”下拉菜单中选择“消化道平滑肌活动”,或在“输入信号”下拉菜单中选择“1 通道”“张力”,在“1 通道”连接张力换能器。

3. 取家兔 1 只,击头致死,剖腹,取出十二指肠或上段空肠,放入盛有台氏液的培养皿中,用吸管吸取台氏液,将肠内容物冲洗干净,剥离肠系膜。将肠管剪成长约 2 cm 的肠段备用。

4. 取备用肠段,将其两端对角穿线后,安放在盛有台氏液的恒温平滑肌槽中,上段连接张力换能器,下端系于 L 形钩上,通入空气供氧。

5. 待肠肌稳定 10 分钟后,描记正常收缩和舒张曲线,然后依次加入药物。先加入 0.001％氯乙酰胆碱溶液 0.2 ml,描记其收缩和舒张曲线,等肠收缩稳定后,再加入 0.1％硫酸阿托品溶液 0.2 ml,描记其收缩和舒张曲线。

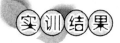

药物和剂量(ml)	肠收缩的力度	肠收缩的频率
0.001％氯乙酰胆碱溶液 0.2 ml		
0.1％硫酸阿托品溶液 0.2 ml		

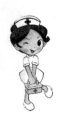

将描记的肠平滑肌曲线图打印剪贴,标明实验题目、时间、地点、实验者等。

思考题

比较乙酰胆碱和阿托品对肠平滑肌的作用有何不同? 简要说明其作用机制。

实训十四　氨茶碱的平喘作用

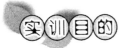

观察药物对气管收缩剂的拮抗作用,掌握氨茶碱的平喘作用。

实训原理

哮喘是一种以呼吸道炎症和呼吸道高反应性为特征的疾病,其发病机制包括呼吸道炎症、支气管平滑肌痉挛性收缩、支气管黏膜充血水肿及呼吸道腺体分泌亢进等多个环节。凡能拮抗发病病因或缓解喘息症状的药物均有平喘作用。

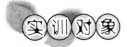

豚鼠,体重 150～200 g,雌雄兼用。

实训器材与药品

药物喷雾装置,1 ml 注射器;生理盐水,0.4%磷酸组织胺溶液,12.5%氨茶碱溶液,1.25%异丙肾上腺素溶液,0.1%肾上腺素注射液。

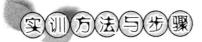

1. 取 150～200 g 豚鼠,放入约 4 L 的玻璃喷雾箱内,以 400 mmHg 的恒压喷入

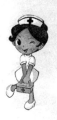

0.4‰磷酸组织胺溶液8～15秒,密切观察豚鼠反应,如见抽搐跌倒,应立即将其取出,以免死亡,记录引喘潜伏期(从喷雾开始到跌倒的时间)。正常豚鼠引喘潜伏期不超过150秒,大于150秒认为不敏感,不予选用。

2. 次日取经过筛选的豚鼠4只编号,甲鼠腹腔注射12.5‰氨茶碱0.1 ml/100 g(125 mg/kg),乙鼠腹腔注射1.25‰异丙肾上腺素0.1 ml/100 g(12.5 mg/kg),丙鼠腹腔注射0.1‰肾上腺素0.1 ml/100 g(1 mg/kg),丁鼠腹腔注射生理盐水0.1 ml/100 g,30分钟后测其引喘潜伏期。

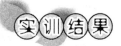

鼠号	体重(g)	药物和剂量(ml)	引喘潜伏期(s)
甲		氨茶碱	
乙		异丙肾上腺素	
丙		肾上腺素	
丁		生理盐水	

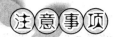

各鼠每天只能测引喘潜伏期一次,如一天内测多次会影响实验结果。

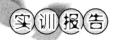

记录实训结果。

异丙肾上腺素、肾上腺素和氨茶碱的平喘作用机制和临床适应证有何不同?

实训十五　可待因的镇咳作用

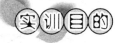

学习浓氨水引咳的方法,观察可待因的镇咳作用。

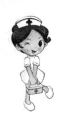

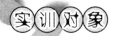 实训原理

浓氨水作为化学刺激物,当被动物吸入后,可刺激其呼吸道,引起咳嗽。

实训对象

小白鼠,体重 18～22 g,雌雄兼用。

实训器材与药品

鼠笼,天平,灌胃器,棉球,大烧杯;0.3%磷酸可待因,0.9%生理盐水,浓氨水。

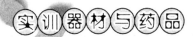 实训方法与步骤

1. 每组取小白鼠 4 只,称重标记,随机分实验组和给药组,每组 2 只。

2. 给药　实验组皮下注射 0.3%磷酸可待因 0.2 ml/10 g,对照组皮下注射生理盐水 0.2 ml/10 g,每只小鼠给药间隔 4 分钟左右。

3. 给药后 30 分钟将小鼠扣入 50 ml 烧杯中,再将注入 0.2 ml 浓氨水的棉球迅速放入烧杯中,立即观察小鼠的咳嗽潜伏期和 2 分钟内的咳嗽次数。潜伏期是指把棉球放入后至第一次咳嗽的时间。

实训结果

组别	鼠号	体重(g)	药物和剂量(ml)	咳嗽潜伏期(s)	咳嗽次数(2分钟)
实验组	甲		磷酸可待因		
	乙		磷酸可待因		
对照组	丙		生理盐水		
	丁		生理盐水		

注:市售的浓氨水的标示浓度为 25%(实际浓度为 25%～28%),密度为 0.91 g/cm³,物质的量浓度为 13.38 mol/L。

注意事项

1. 磷酸可待因为混悬液,应混匀后再皮下注射,以保证给药均匀。

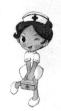

2. 8个棉球的大小、松紧程度要适中,尽量一致。

3. 小鼠的咳嗽很难听到声音,因此应注意观察,表现为剧烈腹肌收缩并张嘴。

4. 氨水有一定的腐蚀作用,且易挥发出氨气,具有强烈的刺激性,因此操作时应注意防止药液刺激人眼,烧伤皮肤,引起呼吸困难或强烈窒息性咳嗽。

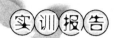

记录实训结果。

1. 本实验中可待因可否用其他镇咳药替换?

2. 可待因的镇咳作用机制是什么?

实训十六　呋塞米的利尿作用

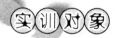

观察呋塞米对家兔尿量的影响。

实训原理

呋塞米是高效利尿药,主要作用于髓袢升支粗段的皮质部和髓质部,与 $Na^+-K^+-2Cl^-$ 共同运转系统结合并抑制其功能,减少 $NaCl$ 重吸收,降低肾脏对尿液的稀释和浓缩功能而发挥强大的利尿作用。

实训对象

家兔,雄性,体重 $2\sim3$ kg。

实训器材与药品

兔手术台,电子秤,兔开口器,哺乳动物手术器械,记滴器,电磁标,烧杯(100 ml),量

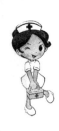

筒(50 ml,10 ml)、注射器(50 ml,5 ml),膀胱插管,导尿管,细塑料管,试管,试管架,纱布,棉线,手术灯;20%乌拉坦溶液,5%葡萄糖生理盐水、1%呋塞米,液体石蜡,生理盐水。

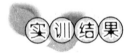

1. 麻醉固定 取健康雄性家兔1只,实验前禁食、禁水12～24小时。称重后用5%葡萄糖生理盐水灌胃(50 ml/kg)给予水负荷,并耳缘静脉注射20%乌拉坦5 ml/kg(即1 g/kg)麻醉后,仰位固定于手术台上。

2. 手术操作 可选用下列方法之一收集尿液。

(1)导尿管法:用消毒过并充满生理盐水的10号导尿管蘸少许石蜡油,从尿道插入膀胱7～9 cm,导尿管通过膀胱括约肌进入膀胱后,即有尿液滴出,再插入1～2 cm(共插入8～12 cm),将导尿管用胶布固定于兔体上,轻压下腹部,使膀胱内余尿排尽。

(2)膀胱插管法:耻骨联合上方,沿正中线做一长2～3 cm的切口。沿腹白线切开腹壁,将膀胱移出体外。在膀胱顶部用连续缝线做一个荷包缝合,在缝线中心做一小切口,插入预先充满生理盐水的膀胱插管,收紧缝线以关闭膀胱切口,膀胱插管通过橡皮管与记滴器相连。

(3)输尿管插管法:耻骨联合上方,沿正中线向上做一5 cm皮肤切口。沿腹白线切开腹壁,将膀胱移出,暴露膀胱三角,仔细辨认输尿管,并将输尿管与周围组织分离,避免出血。用线将输尿管近膀胱端结扎,在结扎之上部剪一斜口,把充满生理盐水的细塑料管向肾脏方向插入输尿管内,用细线轻扎固定,进行导尿,可以看到尿液从细塑料管中逐渐流出。手术完毕后用38 ℃左右生理盐水纱布将腹部切口盖住,以保持腹腔内温度。将细塑料管连接记滴器。

3. 给药方法 收集家兔用药前20分钟内的尿量。然后由耳缘静脉注射1%呋塞米0.5 ml/kg(即5 mg/kg),收集给药后第1、2、3、4、5、10、20分钟尿量,并记录。

实训结果

呋塞米对家兔尿量的影响

药物	剂量	给药前后不同时间的尿量(ml/min 及 ml/5 min)								
		1'	2'	3'	4'	5'	10'	15'	20'	累计尿量
给药前										
呋塞米										

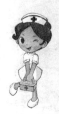

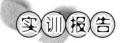

记录实训结果并说明原因。

试述呋塞米的利尿作用机制、临床应用和不良反应。

实训十七　磺胺类药物的溶解性

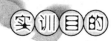

观察磺胺类药物的溶解性,了解其排泄途径的酸碱度与不良反应的关系。

实训原理

多数磺胺类药物溶解度底,中性和偏酸性时,易在肾小管内沉积而发生结晶尿和肾脏损害,故通过同时服用碳酸氢钠或枸橼酸钠,使尿液变成碱性,增加药物在尿液中的溶解度,减轻肾损害。本实训通过体外实验验证磺胺类药物的理化性质。

实训器材与药品

试管,广泛 pH 试纸,滴管;磺胺嘧啶粉、1：3 醋酸溶液,10％氢氧化钠溶液。

实训方法与步骤

1. 取试管一支,加入 SD(磺胺嘧啶)粉 10 mg,再加蒸馏水 3 ml,振摇后,观察是否溶解,并用 pH 试纸测其 pH。

2. 向试管中加入 10％氢氧化钠溶液 1～2 滴,边加边振摇,观察是否溶解,并用 pH 试纸测其 pH。

3. 再向试管中加入 1：3 醋酸溶液 1～5 滴,边加边振摇,观察有何变化,并用 pH 试纸测其 pH。

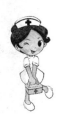

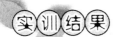

项目	SD+蒸馏水	滴入 NaOH	滴入 HAc
溶解性			
pH			

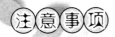

滴一滴溶液,振摇后,若沉淀刚生成或刚全部溶解,则测其 pH。

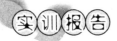

记录实训结果。

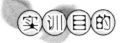

1. 分析实验结果产生的原因。

2. 是否所有磺胺类药物都需要同服碳酸氢钠? 为什么?

实训十八　75%乙醇溶液和碘酊溶液的配制

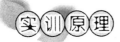

掌握溶液配制的基本方法。

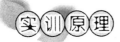

配制溶液的计算公式为:(欲配制药液浓度×欲配制药液数量)/原药含量=所需原药量;欲配制数量-所需原药量=加水量。此法可用于配制乙醇、碘附、氯己定、甲醛等常用消毒剂。举例:用 37% 的甲醛水溶液配制成 4% 的甲醛水溶液 1 000 ml,则所需原药量=(4×1)/37≈0.1 kg,加水量=1-0.1=0.9 kg。

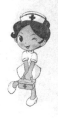

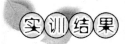

量筒,配液器,玻璃搅拌棒;95%乙醇溶液,碘,碘化钾。

实训方法与步骤

1. 75%乙醇溶液 1 000 ml 的配制方法   按照配制公式,计算出所需 95%乙醇溶液的体积。用量筒量取 95%乙醇 789 ml 倒入配液桶中,加入注射用水 211 ml,搅拌均匀配成 75%乙醇溶液,在容器上贴标签,注明品名、浓度、配制时间、配制人等。

2. 碘酊溶液 1 000 ml 的配置方法   碘酊又名碘酒,常用的是含碘 2%~3%的乙醇溶液。由于碘在乙醇中溶解较慢,加入适量碘化钾可加速溶解。碘酒的配方如下:碘 25 g,碘化钾 10 g,乙醇 500 ml,最后加注射用水至 1 000 ml。配制时应先将碘化钾溶解于 10 ml 注射用水中,配成饱和溶液。再将碘加入碘化钾溶液中,然后加入乙醇,搅拌溶解后,添加注射用水至 1 000 ml,即配成常用的皮肤消毒剂碘酊溶液。配好的碘酊溶液应存放在密闭的棕色玻璃瓶中,在容器上贴标签,注明品名、浓度、配制时间、配制人等。

实训结果

1. 75%乙醇溶液的配制

溶液名称	95%乙醇	注射用水
75%乙醇溶液 1 000 ml		

2. 碘酊溶液的配制

溶液名称	碘	碘化钾	95%乙醇	注射用水
碘酊溶液 1 000 ml				

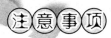

观察量筒内液体的体积应平视液面,仰视时看到的读数偏小,俯视时看到的读数偏大。

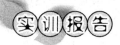

记录实训结果。

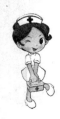

1. 65％乙醇溶液应该如何配制?

2. 碘酒与红药水都是外科常用的消毒剂,为什么碘酒与红药水不能混用?

实训十九　案例分析

案例一

李某,女,53岁。近日来出现头痛、眼痛、畏光、流泪和视力减退等症状。查:前房角狭窄;眼内压:右眼 30 mmHg,左眼 28 mmHg,视野不全。诊断:闭角型青光眼。医生给予 0.1％的毛果芸香碱滴眼剂滴眼。

分析:

1. 毛果芸香碱滴眼剂为什么可以治疗青光眼?

2. 滴眼时应注意什么?

案例二

邱某,男,36岁。因右肩下方红肿疼痛来院就诊,经检查后确诊为右肩下疖肿。患者无青霉素过敏史,皮试阴性,给予青霉素 800 万单位静脉滴注,30 分钟后,患者出现呼吸困难,面色苍白,手脚发凉,脉搏、血压急剧下降。诊断:青霉素过敏性休克。立即停用青霉素,给予肌内注射肾上腺素 0.1 mg。

分析:

1. 治疗过敏性休克为什么首选肾上腺素?

2. 治疗过敏性休克的其他措施有哪些?

案例三

闻某,男,39岁。患有肾结石已5年,昨天下午剧烈运动后,出现阵发性腰腹部剧痛,恶心、呕吐,辗转不安,难以忍受,到医院就诊。经检查后诊断为:结石引起输尿管梗阻。

分析:

1. 治疗结石引起的肾绞痛可选用哪些药物松弛平滑肌?

2. 与何种镇痛药进行配伍使用效果更好?

案例四

陈某,男性,65岁,患者3年前无明显诱因出现左上肢远端不自主抖动,以安静状态下明显,紧张、激动时加重,平静放松后减轻,睡眠后消失;伴左侧肢体活动不灵活、僵硬。症状逐渐加重,波及左下肢。门诊以帕金森病收入院。

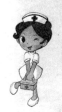

分析：

1. 该患者用何药治疗？

2. 现有抗帕金森病药有哪几类？

案例五

朱某,男,23岁,未婚,患者于2013年7月15日5:00在睡眠中突然出现四肢抽搐、口角向左歪斜、口吐白沫,双眼向上翻,同时伴有尿失禁,持续3分钟左右,发作后极度疲惫,感头晕、头痛。经脑电图检查,诊断为癫痫病。

分析：

1. 根据发作特点分析该患者是何种类型癫痫。

2. 应首选何药？

案例六

杨某,男,51岁,胆囊癌晚期,极度消瘦。急诊时处于昏迷状态;检查:病人瞳孔极度缩小,两侧对称呈针尖样大小,呼吸3～5次/分。根据病人的症状和体征分析：

1. 该病人出现什么情况？

2. 可用何药解救？

案例七

潘某,女,62岁,一年前左腕关节肿痛。近两月来受累关节增多,以四肢关节为主,四肢活动受限,并伴有明显的晨僵,寒冷刺激病情加重。入院时患者双手近端指间关节、双腕关节及肘关节中度肿胀压痛,双腕功能障碍,X线显示此部位关节间隙变窄。诊断为类风湿关节炎,并给予阿司匹林服用,剂量为1g/次,一日三次。

分析：

1. 阿司匹林用于此类患者,可能会出现哪些不良反应？

2. 如何减少不良反应的发生？

案例八

孙某,男,68岁。有多年风湿性心脏病病史,现因双下肢水肿,胸闷,气急2天入院。医生诊断为慢性心功能不全。治疗处方如下：

Rp:①地高辛片0.25 mg×10片

　　用法:0.25 mg/次　3次/天

　　②氢氯噻嗪片25 mg×30片

　　用法:25 mg/次　3次/天

分析：

1. 该处方中是否存在不合理用药？并解释原因。

2. 如何减少药物不良反应的发生？

案例九

张某,女,62岁。高血压病多年,近年来劳累后常感胸前区闷痛。前天与邻居争吵,

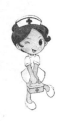

情绪激动,突感胸骨后疼痛,面色苍白,出冷汗,急诊入院。医生诊断为稳定型心绞痛。
治疗处方如下:

Rp:①硝酸甘油 0.5 mg×20 片

用法:0.5 mg/次,舌下含服

②美托洛尔 25 mg×20 片

用法:25 mg 2 次/天

分析:

请问该处方是否合理? 并说明理由。

案例十

胡某,女,53 岁。患有风湿性心脏病二尖瓣狭窄伴关闭不全十余年,最近两周感活动
后喘促、心慌,上腹胀闷,食欲下降,小便少,下肢水肿,咳嗽,近日有整口鲜血吐出。医生
予低盐拌流质饮食,治疗以强心、利尿等措施为主。医嘱用地高辛 0.25 mg,bid;呋塞米
20 mg,tid。用药一周后,患者尿量增多,水肿消退,咯血减轻,心率由治疗前 110 次/分减
慢到 70 次/分。心电图检查出现室性期前收缩,二联律。

分析:

1. 请问患者心电图及心率变化的原因可能是什么?

2. 洋地黄类药物中毒有哪些表现? 应如何救治?

案例十一

患者,男,24 岁。淋雨后,突起畏寒、高热,体温达 40 ℃,伴咳嗽、胸痛 2 天;口服退热
药出大汗后热退、无力。查:白细胞计数 $21×10^{10}$/L,胸片显示:右上肺大片状阴影。诊
断为:大叶性肺炎。

分析:

1. 该患者的主要治疗措施是什么?

2. 抗菌治疗疗程一般多长时间为宜?

3. 如果疗效不佳,换药依据是什么?

案例十二

患者,女,28 岁。咳嗽、低热、盗汗 3 月,摄胸片示:左上肺小片絮状阴影。查痰结核
杆菌(＋),诊断为:左上肺结核。给予异烟肼 300 mg,每日一次口服,利福平 450 mg,每
日一次口服。患者服药 2 月后,自觉症状好转,自行停药。服药期间未到医院复诊。

分析:

1. 该患者的治疗方案是否正确?

2. 患者用药过程中有哪些不当之处?

案例十三

患者,男,42 岁。慢性周期性上腹部疼痛 3 年,秋冬和冬春之交明显,疼痛多为烧灼
样痛,经胃镜检查诊断为:胃窦部溃疡。医生治疗处方:奥美拉唑 20 mg,每日两次,口服;

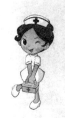

胶体次枸橼酸铋 120 mg,每日四次,口服;甲硝唑 400 mg,每日两次,口服,连服 7 天。

分析:

1. 为确定治疗方案,你觉得还要做何检查?

2. 解释医生处方中的药物各有何作用?

3. 你觉得治疗方案有何不妥之处?

案例十四

吕某,男,65 岁。20 年来反复出现咳嗽,咯白色泡沫样痰,时而咯黄痰,秋冬季节加重,并逐渐出现气短,尤以过劳、受凉后症状明显。近 2 日来出现发热、咳嗽、咳脓痰、双下肢轻度水肿。入院后经检查诊断为:慢性阻塞性肺病急性加重期,慢性肺源性心脏病。实习医生针对病人病情开出如下药物:①因剧烈咳嗽,给予可待因口服;②因发热、咳脓痰,给予庆大霉素静脉滴注,头孢拉定胶囊口服;③因下肢水肿,给予呋塞米肌内注射。

分析:

所开药物是否合理?

案例十五

张某,男,67 岁。患有前列腺增生多年,一直服用"保列治"等药物治疗。两日前外出旅游后出现排尿困难加重,追问近两日曾服用过苯海拉明。

分析:

该患者排尿困难加重的原因。

案例十六

患者李某,女,30 岁,分娩后阴道流血不止,医生诊断为产后大出血,处方如下:

RP:缩宫素　10U×1 支

　　　sig.　10U　i. m.　st.

　　麦角新碱　0.2 mg×1 支

　　　　sig.　0.2 mg　i. m.　st.

　　10%葡萄糖　500 ml×1 瓶

　　缩宫素　10 U×1 支

　　　　sig.　M. f.　i. v. drip

分析:

该处方是否合理,为什么?

案例十七

陈某,男,37 岁,3 年前患有肺结核,经抗结核联合化疗已治愈。三天前,开始出现恶心、食欲缺乏、腹胀、腹痛等症状,一天前加重,并出现头痛、持续性高热、全身不适入院治疗。

经查体:急性病容,意识模糊,体温:39.5 ℃,右下腹压痛,腹部及胸部皮肤可见玫瑰疹,肥大氏反应呈阳性。诊断为:重症伤寒。

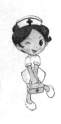

分析：

1. 该患者在选用有效抗菌药物治疗同时,是否需要配伍糖皮质激素,如果使用,应采取什么疗法?

2. 针对该患者的既往病史,使用糖皮质激素应注意什么?

案例十八

钱某,男,40 岁。患有风湿性关节炎,近日伴发感冒,医生给开出下列处方,请分析该处方是否合理,为什么?

处方:阿司匹林片　0.5 g×30 片

　　　sig.　0.5 g　t.i.d

　　泼尼松片　5 mg×60 片

　　　sig.　10 mg　t.i.d

案例十九

张某,女,46 岁。因发作性左侧面肌抽搐 20 天就诊。既往有肾病综合征病史 9 个月,正在服维持量泼尼松。初步诊断:①偏侧面肌抽搐;②肾病综合征。医生处方如下,请分析该处方是否合理,为什么?

卡马西平片　0.1 g×9 片

　　　sig.　0.1 g　t.i.d

泼尼松片　10 mg×7 片

　　　sig.　10 mg　q.d

案例二十

李某,男,41 岁。因发作性喘息 6 年,加重 2 天入院。初步诊断:支气管哮喘急性重度发作合并代谢性酸中毒。医生用碳酸氢钠治疗代谢性酸中毒,用氢化可的松治疗支气管哮喘,处方如下:

5％碳酸氢钠　250 ml×1 瓶

氢化可的松　100 mg×1 支

sig.　M.f.　i.v.drip

分析:

该处方是否合理,为什么?

案例二十一

王某,男,68 岁,因咳嗽 5 天、发热(体温 38.5 ℃)前来就诊,血常规示:白细胞计数 14.6×10⁹/L。临床诊断为支气管炎。医生处方:0.9％氯化钠注射 100 ml＋青霉素 400 万单位,静脉滴注,2 次/日;氨苄西林钠 2 g,口服,3 次/日。

分析:

该处方中青霉素与氨苄西林联合应用是否合理? 为什么?

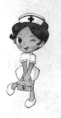

案例二十二

刘某,女,33 岁,主因发热 37.8 ℃、干咳 2 天就诊。肺部听诊未闻及啰音,余查体无异常。血常规示:白细胞计数 5.6×10^9/L,中性粒细胞 57.1‰,淋巴细胞 31.3‰,诊断为上呼吸道感染。医生给予阿莫西林 0.5 g,口服,3 次/日,疗程 10 天;左氧氟沙星 0.2 g,口服,2 次/日,疗程 6 天。

分析:

1. 该处方中抗生素的适应证是否正确?

2. 联合用药是否合理?

3. 疗程是否恰当?

案例二十三

王某,女,42 岁。主诉:流涕、咳嗽、咽痛 2 天,高热、寒颤、抽搐 1 小时。现病史:患者于来院前 2 天开始流脓涕,剧烈咳嗽伴咽痛、鼻塞。当地卫生院诊断"上呼吸道感染",予以阿卡米星 1 g+5％葡萄糖注射液 250 ml,静脉滴注,液体快输完时患者出现寒颤,体温 40 ℃。考虑"输液反应",立即停止输液,给予异丙嗪 50 mg,肌内注射;地塞米松 10 mg,静脉注射。30 分钟后仍不见好转,并出现谵语、躁动不安。转入上级医院,查体:体温 42 ℃,脉搏 116 次/分,呼吸 30 次/分,血压 110/70 Hg。患者呈昏迷状态,呼之不应,压眶反应存在,躁动不安,四肢抽动。双眼球不凹陷,两侧瞳孔等圆,光反应灵敏。皮肤弹性好,浅表淋巴结不肿大。心音强,律齐,心率 110 次/分,无杂音。肺部听诊无啰音,腹部无异常,巴氏征、布氏征、克氏征均(一)。经抢救无效死亡。

分析:

1. 说明该患者的死亡原因。

2. 阿米卡星为何类抗生素? 主要不良反应有哪些?

案例二十四

陶某,男,10 岁,因上呼吸道感染就诊,医嘱用头孢拉定 1.0 g 静脉滴注,3 小时后,患儿小便呈红色,无其他不适。尿常规示:潜血呈(4+),红细胞满视野,停用头孢拉定,给予维生素 C、氨甲苯酸静脉推注,口服泼尼松、卡巴克洛,3 日后,尿常规恢复正常。

分析:

本例治疗药物的选择是否恰当? 为什么?

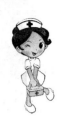

附录 案例分析参考答案

案例一

1. 毛果芸香碱滴眼剂滴眼后,通过激动虹膜上的 M 受体,使虹膜收缩,前房角增大,有利于房水回流,从而降低眼内压,缓解青光眼症状。

2. 滴眼时要压迫内眦,防止药物从鼻黏膜吸收,产生全身作用。

案例二

1. 肾上腺素通过激动 α 受体,使皮肤黏膜等不重要组织的血管收缩,使血液更多供给重要器官如心、脑、肾等;通过激动 β 受体,增加心脏的输出量,增加组织供血。通过激动 $β_2$ 受体,可使心、脑、肾等重要器官血管扩张,从而解除休克产生的循环障碍。通过激动 $β_2$ 受体,也可使支气管平滑肌松弛,解除休克产生的呼吸困难症状。

2. 治疗过敏性休克的其他措施有:在应用肾上腺素后,根据患者情况,可给予多巴胺、氨茶碱、肾上腺糖皮质激素静脉滴注,也可给予吸氧等。

案例三

1. 通过松弛平滑肌而缓解肾绞痛的主要药物是阿托品。

2. 如与镇痛药哌替啶合用,效果更好。因阿托品可使痉挛的平滑肌产生松弛,而哌替啶可产生镇痛和镇静作用,两药合用能迅速解除疼痛症状。

案例四

1. 早期可选用左旋多巴或其复合制剂美多芭。

2. 目前的治疗药物主要是补充多巴胺合成原料以及抗胆碱药两大类。

(1) 抗胆碱药:包括苯海索(即苯海索)、丙环定、东莨菪碱等。

(2) 多巴胺替代药物:即左旋多巴。因单用左旋多巴所需剂量大、副作用多,现多用左旋多巴的复合制剂,即美多芭(含左旋多巴和苄丝肼)和息宁(含左旋多巴和卡比多巴)。

案例五

1. 癫痫大发作。

2. 首选苯妥英钠。

案例六

1. 镇痛药吗啡中毒。

2. 可用纳洛酮解救。

案例七

1. 可能会出现阿司匹林的不良反应;对应处理措施有:胃肠道刺激、凝血障碍、水杨酸反应、过敏反应、肾脏毒性等。

2. 减轻胃肠道刺激可饭后服药或加服胃保护药;凝血障碍可用维生素 K 对抗;中毒应立即停药、碱化尿液加速药物排泄;皮肤黏膜过敏可用 H_1 阻断剂氯苯那敏等对抗,出现阿司匹林哮喘用糖皮质激素

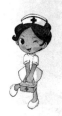

对抗;肾毒性多为可逆性,停药即可恢复。

案例八

1. 此处方存在不合理用药之处。原因是:氢氯噻嗪能促进钠、水排泄,减少血容量,降低心脏的前、后负荷,消除或缓解静脉淤血及其所引起的肺水肿和外周水肿,但其可引起血钾降低,地高辛在低血钾时更易引起中毒。

2. 可将氢氯噻嗪与螺内酯合用,抵消对电解质钾的不良影响。

案例九

此处方合理。①硝酸甘油与美托洛尔合用,能取长补短,协同降低耗氧量;②美托洛尔可取消硝酸甘油所引起的反射性心率加快;硝酸甘油可改善美托洛尔所引起的心室容积增大和射血时间延长。

案例十

1. 洋地黄类药物中毒。

2. 洋地黄类药物中毒表现主要为:消化道症状,心脏毒性及神经系统表现。治疗措施主要有:停药、补钾、抗心律失常药物等。

案例十一

1. 大叶性肺炎的主要治疗措施是使用抗菌药物,首选青霉素 G。

2. 治疗的疗程一般 5～7 天或热退后 3 天停药。

3. 如果用药 2～3 天疗效不佳,可根据痰菌检查的药物敏感试验结果调换抗生素。

案例十二

1. 肺结核的治疗强调联合用药,必须联用异烟肼、利福平等两种以上药物,该患者仅用两种药物,易产生耐药性,导致治疗失败。

2. 肺结核的化疗原则为早期、联合、适量、规律、全程。该患者服药两月自行停药,未达到 6～9 月的短程化疗疗程,易导致复发。异烟肼、利福平的主要不良反应为肝功能损害,该患者服药期间未能复诊检查肝功能也为不妥之处。

案例十三

1. 为确定治疗方案,还应该检查幽门螺杆菌是否阳性。

2. 奥美拉唑:抑制胃酸作用强而持久,且有抑制幽门螺杆菌的作用;胶体次枸橼酸铋:为胃黏膜保护剂;甲硝唑:抗幽门螺杆菌。

3. 如果幽门螺杆菌阳性,抗菌治疗要采用三联方案,其中必须使用两种抗菌药。

案例十四

此方不合理,因为:①该患者虽剧烈咳嗽,但有脓痰,不宜使用强效镇咳药,可使用祛痰药;②庆大霉素为氨基糖苷类抗生素,有一定的肾毒性,头孢拉定为第一代头孢菌素,也有肾毒性,两者不宜联用;③该患者虽有水肿,但呋塞米为强效利尿剂,不宜做常规使用,且有耳毒性不宜与庆大霉素合用,可选用噻嗪类利尿剂。

案例十五

苯海拉明为 H_1 受体阻断药,可以用于晕动病,但同时也有抗胆碱作用,引起尿潴留、便秘等不良反应。前列腺增生患者不宜使用。

案例十六

上述用药方案合理。原因:①大剂量缩宫素(5～10 U),使子宫产生强直性收缩,压迫肌层内血管而止血,用于产后出血,但维持时间较短;②麦角新碱剂量稍大即引起子宫强直性收缩,压迫肌层血管

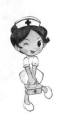

而止血,起效快,作用强大而持久;③上述二药合用可产生协同作用,可重复使用,缩宫素静脉滴注可维持药物的作用时间。

案例十七

1. 重症伤寒属于严重的感染,需要配伍糖皮质激素,大剂量突击给药,迅速缓解症状、预防休克的发生、延缓病情进展。

2. 患者曾患过结核,体内可能有潜伏的结核杆菌,由于糖皮质激素无抗菌作用,还能降低机体免疫力,须配伍足量、有效的抗菌药物及抗结核药物。

案例十八

此方不合理。糖皮质激素能增加胃酸和胃蛋白酶的分泌,抑制胃黏液的分泌和组织修复,从而诱发或加重胃及十二指肠溃疡。阿司匹林对胃黏膜有直接刺激作用及抑制前列腺素合成,可引起胃溃疡。故两药合用,能增强对消化道的刺激,加剧消化道溃疡,甚至导致胃出血。

案例十九

卡马西平可诱导肝微粒体酶,加速泼尼松的代谢。两药合用,卡马西平使泼尼松的清除率增加,半衰期缩短,从而降低泼尼松的作用。卡马西平与其他糖皮质激素(可的松、地塞米松等)之间也可发生类似相互作用。应避免两药合用。如确需合用,应适当增加泼尼松的用量。本例可应用 A 型内毒毒素局部注射代替卡马西平治疗偏侧面肌痉挛。

案例二十

该处方不合理。氢化可的松与碳酸氢钠配伍时,虽其溶液澄明,但氢化可的松的效价已降低。因为氢化可的松在碱性条件下易氧化成脱氢可的松以致含量降低。其他碱性药(乳酸钠、氨茶碱等)与氢化可的松之间亦可发生类似相互作用。因此,两药不宜同瓶静滴,应分瓶给药。此外,氢化可的松水溶液不稳定,配制后应立即使用。

案例二十一

不合理。原因之一:青霉素与氨苄西林钠均为青霉素类抗生素,化学结构及抗菌谱相似,联合用药一方面容易引起细菌耐药,另一方面增加不良反应发生的风险。原因之二:这是一对无关作用的联合,若患者为耐药金葡菌感染,两药均无效;若为革兰阳性菌感染,只需单用青霉素即可,合用氨苄西林钠实属多余;若为敏感菌的混合感染,则单用氨苄西林钠即可,青霉素对革兰阴性杆菌的作用极微;若为耐氨苄西林钠的痢疾杆菌、大肠埃希菌、沙门菌、奇异变形杆菌等感染,两者合用也无效。

案例二十二

1. 适应证不正确。上呼吸道感染中常见有病毒性和细菌性感染,前者一般不需要使用抗生素,予以对症治疗即可;只有少数细菌性感染或在病毒感染基础上继发细菌感染,才予以抗菌治疗。本例患者体温稍高,白细胞计数及分类无异常,应诊断病毒感染,宜采取抗病毒治疗及对症治疗措施。

2. 联合用药不合理。上呼吸道感染在没有细菌感染的情况下给予阿莫西林联用左氧氟沙星预防用药显然不妥,有过度用药之嫌。

3. 疗程不恰当。病例中阿莫西林疗程 10 天,左氧氟沙星疗程 6 天,门诊处方一般为 3 日用量。用青霉素类治疗 72 小时无效,应考虑复诊,调整用药方案。该处方中 10 天用量可能会延误病情,且造成药物浪费。

案例二十三

1. 该患者为阿米卡星中毒死亡。成人肌注或静滴阿米卡星治疗全身性感染时,剂量为 7.5 mg/kg,2 次/日,每日总剂量不超过 1.5 g 或 15 mg/kg,分 2～3 次使用。本例患者的一次性静脉滴注阿米

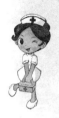

卡星的剂量为 1 g,虽单日总量未超过,但单剂量超标,促使血药峰浓度过高,患者中枢神经系统广泛受损,引起神经、精神症状,最终导致呼吸、循环及中枢神经系统衰竭,呼吸肌麻痹死亡。

2. 阿米卡星属氨基糖苷类抗生素,主要不良反应是损害肾脏和第Ⅷ对脑神经,引起神经-肌肉接头的阻滞,偶见过敏反应。

案例二十四

本例药物选择不当。头孢拉定为第一代半合成头孢菌素,有一定的肾毒性。该药在体内 90% 以原形由尿排泄,口服头孢拉定 0.5 g,其尿峰浓度为 2 000 mg/L,血药浓度为 16 mg/L。静脉给药时,肾脏更易聚集高浓度的头孢拉定从而改变肾小球通透性或析出结晶损伤肾毛细血管导致血尿。另外,本品进入体内后主要集中分布于近曲小管上皮细胞和肾间质组织,大剂量应用时尿液浓度过高,可引起近曲小管坏死和急性肾衰竭。儿童是发病的易感人群,儿童应慎用本类药物并在监测下使用。